免疫アップの最強セットリスト

自分で選ぶ健康寿命の延ばし方

医学博士
日本機能性免疫力研究所　代表
飯沼一茂

はじめに

今日から始める健康寿命を延ばすアプローチ

この本のテーマは、「何をすれば免疫で健康寿命を延ばせるか」です。医学的な知識や理論をできるだけわかりやすく説明し、日々の生活で取り入れるといいことを具体的に提案していきます。

私たちは皆、一生を通じて健康で長寿でありたいと願っています。今、体に不調を感じている人にとって本書は改善の助けになるでしょう。現在は健康だという人にとっては、それをいつまでも続けるための「道しるべ」として役立つはずです。

健康は失って初めてその大切さを知るもの。若い頃はそれほど意識することではありませんでした。なぜなら、そう簡単に病気にならなかったからです。なぜでしょうか。

その理由は、私たちの体に備わった自然治癒力が強大なパワーを発揮していたからにほかなりません。

ヒトの健康は、自然治癒力、つまり神経・ホルモン・免疫という3つのシステムが、お互いに連携をはかりながら、絶妙なバランスを取ることによって保たれています。この本の第1章では、自然治癒力、特にキーワードである「免疫」にスポットライトを当てて、新しい知見を交えて詳しく解説していきます。

しかし、残念ながら、そんな強大な自然治癒力も年齢が加わるとともに減少します。特に40代を過ぎると明らかに衰えていきます。病気の多くは、自然治癒力のパワーで対処しきれなくなり、健康バランスが崩れることによって生じます。

病気はおおまかに「感染症」と「非感染症」に分けることができます。2019年から世界中で猛威を振るったCOVID-19によって、私たちは感染症とどう向き合うべきかを考えさせられました。そのため、誰もが「感染症にならないためには、免疫が大切だ」と理解しました。

しかし、感染症以外の病気、非感染症も、やはり免疫システムによって防御されていることについては、まだまだ深く理解されていないのかもしれません。

免疫のバランスが崩れると、体内には慢性的な炎症状態が起きやすくなります。この慢性炎症が続くことで次のような病気のリスクが高まることが知られています。

①生活習慣病（糖尿病、高血圧、脂質異常症、非アルコール性肝炎など）
②がん、がんの転移
③神経変性疾患（認知症、アルツハイマー病、パーキンソン病、うつなど）
④自己免疫疾患（慢性関節リウマチ、バセドウ病、クローン病など）
⑤動脈硬化症（脳梗塞、脳出血、心筋梗塞など）

皆さんの周りでも聞いたことがある、一般的な「よくある病気」であることがおわかりでしょう。死因として多い病気でもあります。

つまり、免疫システムのバランスを維持することで、感染症を予防するだけでなく、私たちの健康を害するほとんどの病気を予防することができます。また、健康バランスを取り戻す生活習慣によって、治療を効果的にすることもできるのです。

本書の第2章、第3章、第4章では、何をすれば免疫機能を高め、自然治癒力を向上させることができるかを、盛りだくさんのセトリ（セットリスト＝一覧）としてあげていきます。ポイントは次の5項目です。

①心のゆとり
②栄養
③運動
④休息・睡眠
⑤体温の維持

また、第5章では、免疫に関係する新しい医学情報をまとめました。現在と将来の医学がどのような方向に進んでいるのかの参考になるのではないかと思います。最終の第6章では、免疫バランスが崩れることで引き起こされるさまざまな病気について解説しています。

このように本書をとおして、免疫で健康寿命を延ばすための具体的な方法と、病気に対処するためのアプローチについて探求していきます。健康な未来を築くための情報が詰まっています。お楽しみいただければ幸いです。

目次

第1章

健康寿命を延ばす自然治癒力

健康あってこその長寿

何をすれば免疫で健康寿命を延ばせるか。そのセトリを発表する前に、ご存じの方も多いでしょうが、まずは健康と健康寿命について、基本的なことをお伝えします。大切なことなので、おさらいと思ってください。

とはいえ、少々踏み込んだ内容を含みますので、何をすればいいかを早く知りたい方は、第2章から読んでいただいてもかまいません。

健康寿命とは、「健康上の問題で日常生活が制限されることなく生活できる期間」のことをいいます。一般的な言葉でいえば「健康な状態で過ごすことができる年数」を指します。寿命全体を考えたときに、体や精神が健康であり、日常の活動を自由に楽しむことができる期間ということです。

健康寿命を意識することは、長寿を追求するだけでなく、その長い人生を健康で満ち足りたものにするために重要な要素です。健康寿命を延ばすことは、個人の幸福感と生活の質を向上させ、社会全体にもポジティブな影響を与えることができます。

厚生労働省によると、２０１９年における我が国の平均寿命は男性81・41歳、女性87・45歳であり、健康寿命とはそれぞれ約９年、約12年の差があります。

国民一人ひとりが健やかで心豊かに生活できる活力ある社会を実現し、社会保障制度を持続可能なものとするためには、平均寿命を上回る健康寿命の延伸を実現することが必要です。

ちなみに平均寿命とは「0歳における平均余命」のことです。

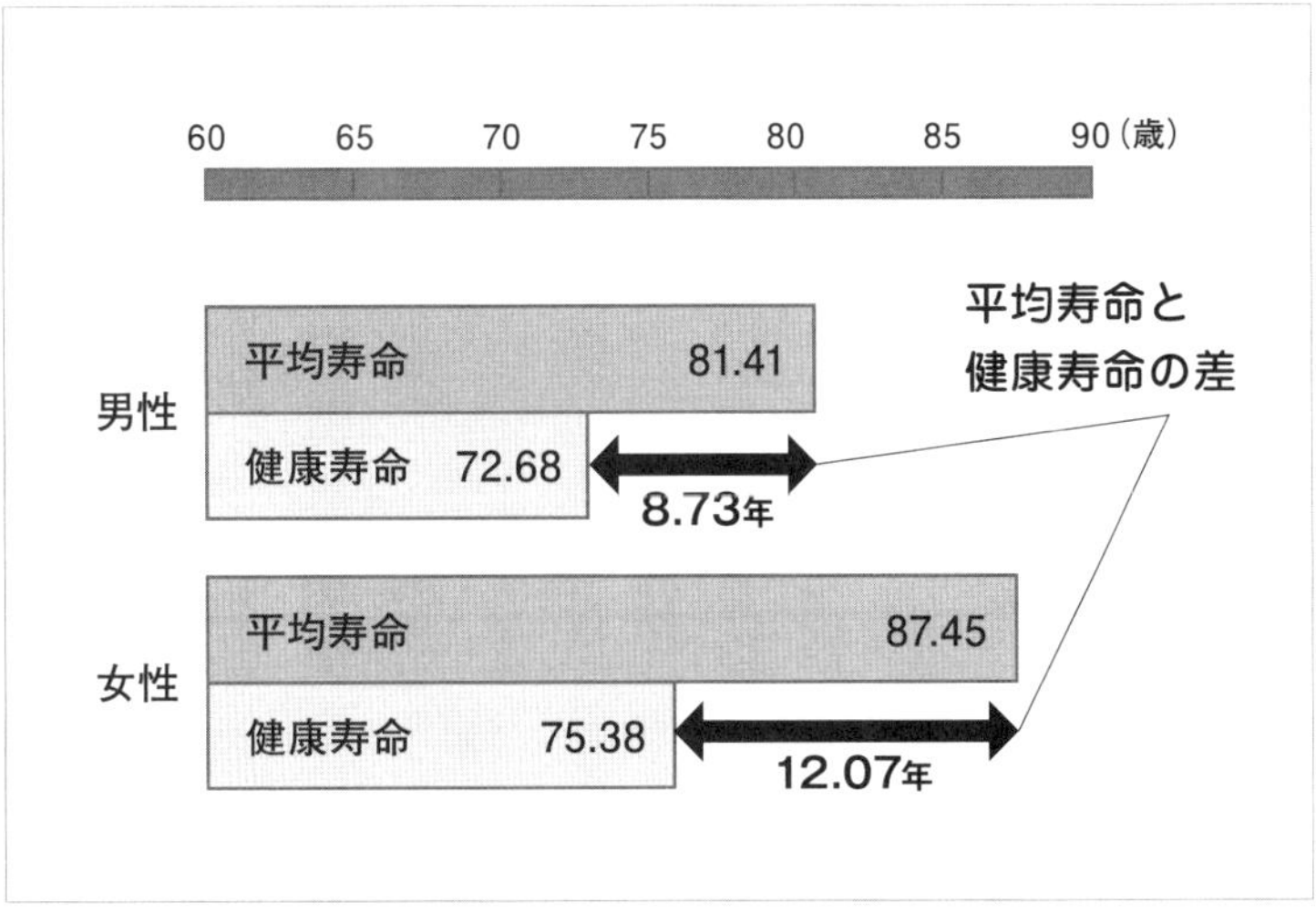

図１　平均寿命と健康寿命の差

結局、健康は自然治癒力が頼り

どんなに医学が進歩しようとも、絶対に変わらない原則があります。それは、自然治癒力こそが、ヒトを健康にする最高のパワーだということです。

自然治癒力とは「自分の力で病を癒やし、治す自然の力」のことです。その自然治癒力を高めるためには、1に「**心**」、2に「**栄養**」、3に「**運動**」、4に「**睡眠・休息**」、さらに5に「**体温**」が大切な条件になります。

この本でもそれぞれを章に分けて、何をすればいいかを解説していきます(「運動」、「睡眠・休息」、「体温」は、生活習慣としてまとめています)。

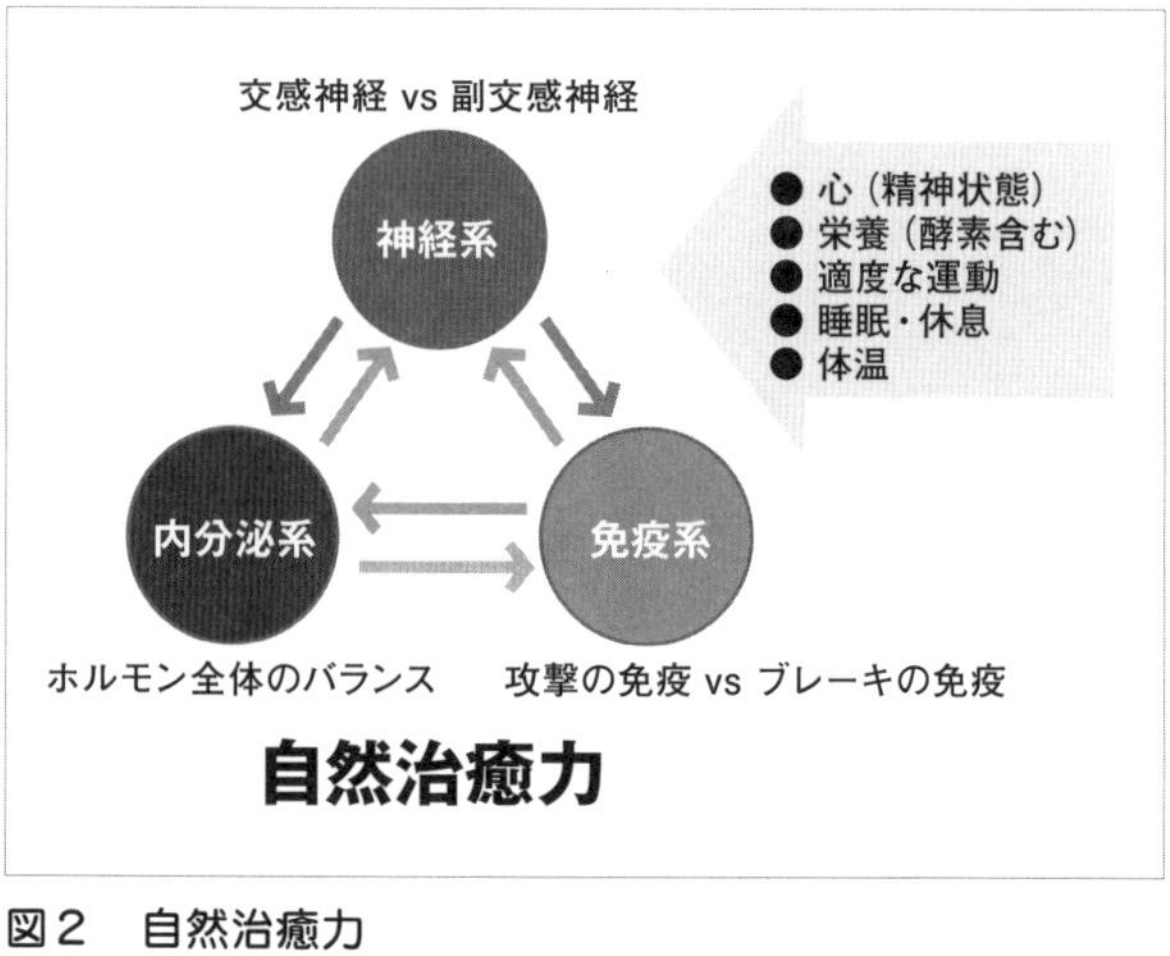

図2　自然治癒力

神経・ホルモン・免疫が自然治癒力の柱

自然治癒力を支える3つの柱とは、①**神経・自律神経系**、②**ホルモン系**、そして③**免疫系**です。3つのシステム(系)は、それぞれバランスを取りながら、互いに連携しながら自然治癒力に影響を与えているのです。

神経・自律神経系は、全身にはりめぐらされた「情報ネットワーク」のようなものです。高性能のセンサーで情報をキャッチし、通信網を通じて脳などの情報処理中枢に伝達します。特に自律神経系は、24時間無休、「完全自動処理」で生きるために必要な判断を行っています。

ホルモン系は、自律神経系とは違う手段で全身を制御しています。さまざまな器官でホルモンを作り、血管を通じて全身に送ります。そのホルモンには「こうしてほしい」というメッセージが込められていて、受け取った器官はそれに応じます。

免疫系については、後に詳しく取り上げますが、身を守るために、想像を絶する高等なシステムを作り上げています。

いずれのシステムもキーになるのはバランスです。自律神経は交感神経と副交感神経のバランス、ホルモンは体中のホルモンバランス、そして、免疫は攻撃をする免疫と制御する免疫のバランス、あるいは自然免疫と獲得免疫のバランスです。

自然治癒力の三本柱である神経・自律神経系、ホルモン系、免疫系は、ストレスや生活習慣の乱れなど、さまざまな理由により崩れることがあります。すると健康問題を引き起こす可能性が上がるのです。

例えば、「体の冷え」は自然治癒力のバランスが崩れた結果として現れることがあります。すると、身体が冷えることで、血流が悪化し、免疫力が低下するため、感染症やアレ

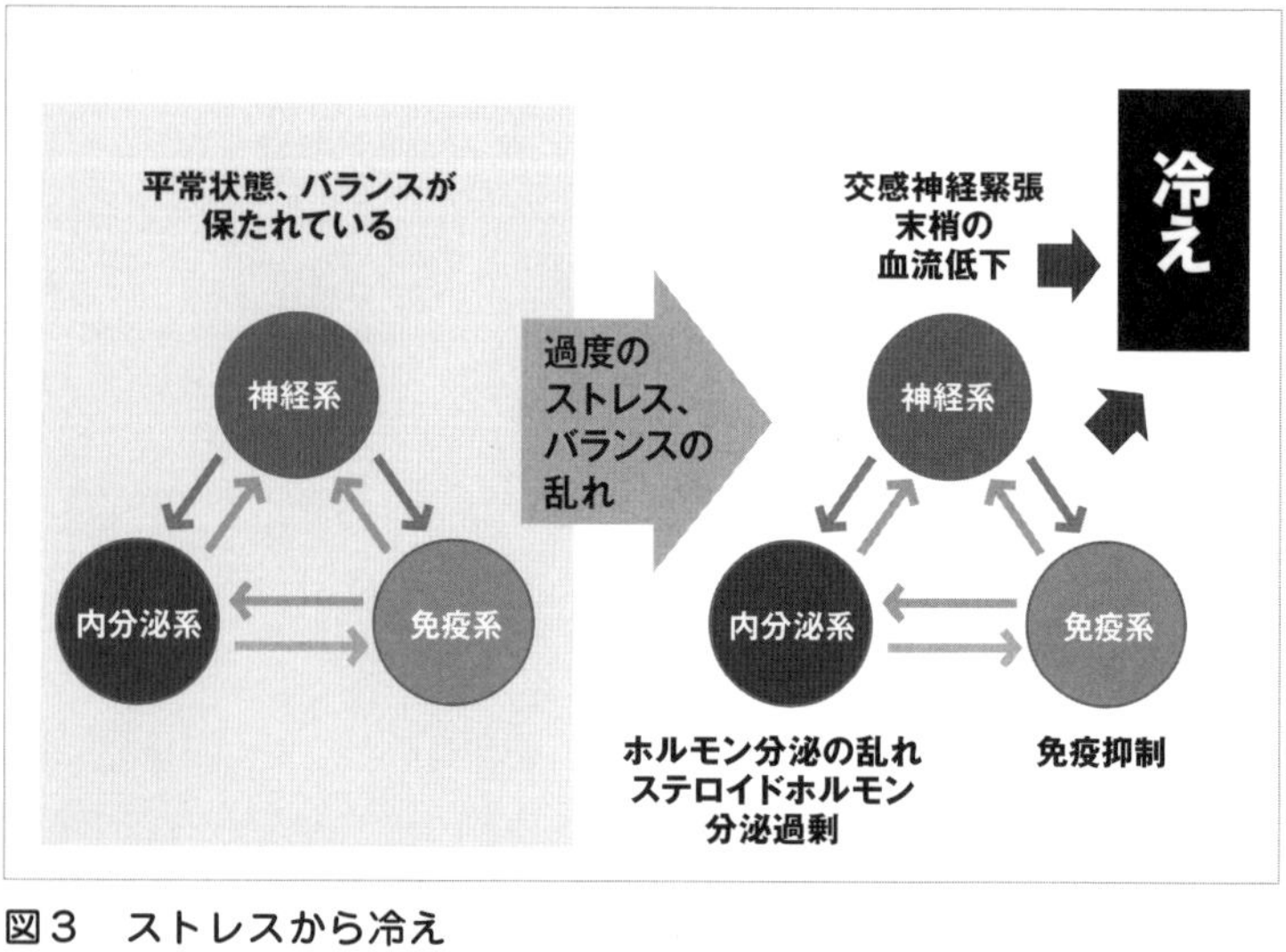

図3　ストレスから冷え

ルギー症状などが引き起こされることがあります。
　また、慢性炎症も、自然治癒力のバランスが崩れた結果として引き起こされることがあります。

　炎症が長期間続くことで、身体の免疫システムが過剰反応し、健康な組織や細胞を攻撃することがあるのです。これは、自己免疫疾患や炎症性疾患などの病気を引き起こす原因になります。このメカニズムについては、第6章で詳しく述べます。

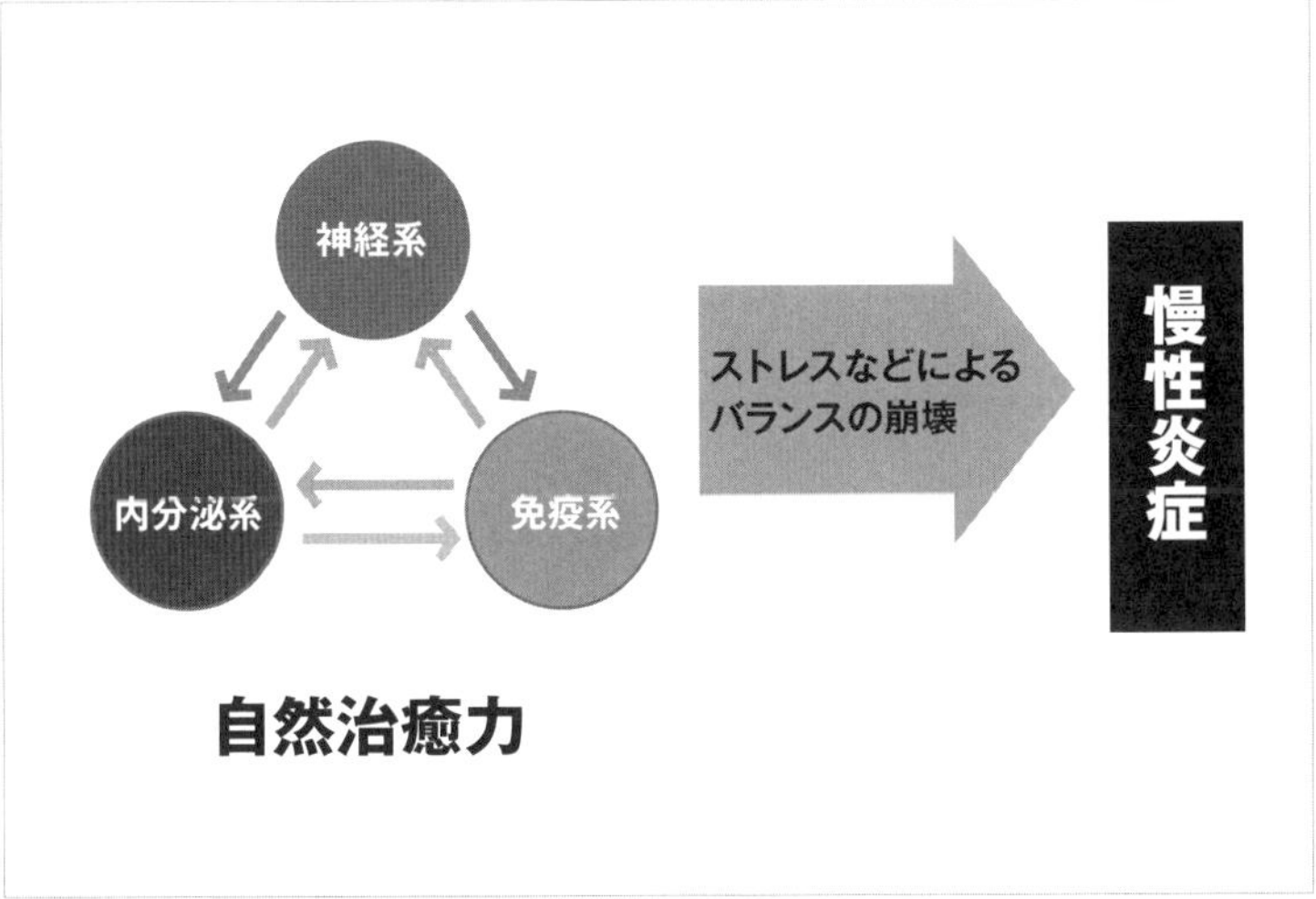

図4　ストレスから慢性炎症へ

免疫が持つ驚きの6大機能

では、自然治癒力の中でも特に焦点を当てたい免疫について、詳しく説明していきます。免疫は体内で感染症や異物から身体を守るための重要な生理学的機能を担っています。免疫の主な役割と機能には以下のようなものがあります。

①感染症への防御

免疫システムは、細菌、ウイルス、真菌、寄生虫などの病原体から身体を守る役割を果たします。これらの病原体が侵入すると、免疫応答が起こり、感染を制御しようとします。

②異物排除

免疫システムは異物や毒素を体内から排除する役割も担います。例えば、切り傷や擦り傷から感染しないように、傷口を清潔に保ち、異物を排除しようとします。

③自己対非自己の識別

自己（自分自身）とは、あなたの体内に本来存在している細胞や組織です。例えば、肌、筋肉、臓器などが自己です。免疫システムは自己を保護し、これらの細胞や組織に攻撃を仕掛けません。

一方、非自己（他人や異物）とは、あなたの体内には通常存在しないもので、感染症の原因となる細菌、ウイルス、真菌などの病原体や、移植された他人の組織などが含まれます。免疫システムは非自己を識別し、異物や病原体を攻撃して排除しようとします。これによって体を感染症や疾患から守ります。

免疫システムは、自分自身の細胞と非自己の細胞や異物を識別することができます。これにより、自己免疫疾患を防ぎ、体内の健康な細胞を攻撃しないようになっています。正しく機能することで健康を維持しているのですが、時折、免疫システムが誤って自己を攻撃する自己免疫疾患が発生することがあります。

これは自己と非自己の識別がうまくいかない状態で、免疫システムが誤って自己の組織を攻撃してしまう病気です。例として、リウマチ性関節炎や全身性エリテマトーデス（SLE）などがあります。

④ 免疫記憶

免疫システムは、過去に遭遇した病原体に対する記憶（免疫記憶）を保持します。これにより、同じ病原体が再び侵入した場合、より迅速かつ効率的な免疫応答が行われ、感染を効果的に制御できます。これがワクチンの基本原理のひとつです。

⑤ 炎症の調節

免疫システムは、炎症を引き起こすことで感染症や損傷に対抗します。炎症は免疫細胞を感染現場に誘引し、病原体を排除し、損傷した組織の修復を促します。しかし、過度な炎症は疾患や組織の損傷を引き起こすことがあり、免疫システムは適切に調節する必要があります。

⑥ 免疫システムの制御

過剰な免疫が働かないように制御する機能で、免疫のバランスを維持するために重要です。この制御する機能が低下すると、過剰な免疫応答や過剰な炎症が誘発され、免疫バランスが崩壊してしまいます。

このように免疫システムは非常に複雑で多様な機能を持っており、体内の健康を維持するために欠かせない役割を果たしているのです。

免疫は3段階のバリアで働く

免疫システムは、外部から侵入してくる病原体などに対して、3つの段階で体を守ってくれています。

第1段階が**粘膜免疫**、第2段階が**自然免疫**、そして、第3段階が**獲得免疫**です。

① 粘膜免疫

粘膜免疫は目、口、鼻、気管支、肺、そして消化管（食道、胃、小腸、大腸等）などの粘膜に存在します。

粘膜免疫の主戦力として働いているのがIgA抗体です。ウイルスなどの病原体やアレルギー物質に付着し、その動きを鈍らせたり止めたりして体内への侵入を阻止します。

新型コロナウイルスの感染でもIgA抗体が注目されました。

粘膜免疫のIgAの濃度は、睡眠不足や疲労の蓄積で低下してしまいます。日々の生活習慣によって免疫力を上げることができるのですから、一番大切なポイントだといえます。

② 自然免疫

自然免疫は、私たちが生まれながらに持っている免疫の機能です。この機能を担当するのはマクロファージ、樹状細胞、好中球、ナチュラルキラー（NK）細胞といった免疫細胞です。

自然免疫は外部からの病原体だけではなく、がん細胞やウイルス感染細胞といった、もとは自己だったものでも排除すべき状態に変化した細胞を発見し、細かく破壊します。そして、どのようなウイルスなのか、どのようながん細胞なのかを情報分析して、樹状細胞などが次の獲得免疫に情報を伝達します。

③ 獲得免疫

獲得免疫は自然免疫の樹状細胞からエフェクターT細胞が情報を受け取り、抗体を作るB細胞や攻撃をする細胞傷害性T細胞（キラーT細胞）などを作ります。

エフェクターT細胞は、免疫応答の一環として他の免疫細胞と協力し、感染症や異常細胞に対する攻撃を実行します。ヘルパーT細胞はこのプロセスの中で重要な役割を果たし、他の免疫細胞の活性化と調節を支援します。エフェクターT細胞からヘルパーT細胞への流れは、免疫応答を効果的に調節し、実行するために重要なステップです。

一方、その情報をもとに免疫の暴走が起きないように制御する制御性T細胞も作られます。ここで攻撃をする免疫と制御する免疫のバランスが非常に大切になります。このバランスが崩れると慢性炎症などが起きてしまいます。人の場合には20歳を過ぎると次第に攻撃の免疫が制御する免疫より強くなり、それに伴い、慢性の炎症状態が強くなります。

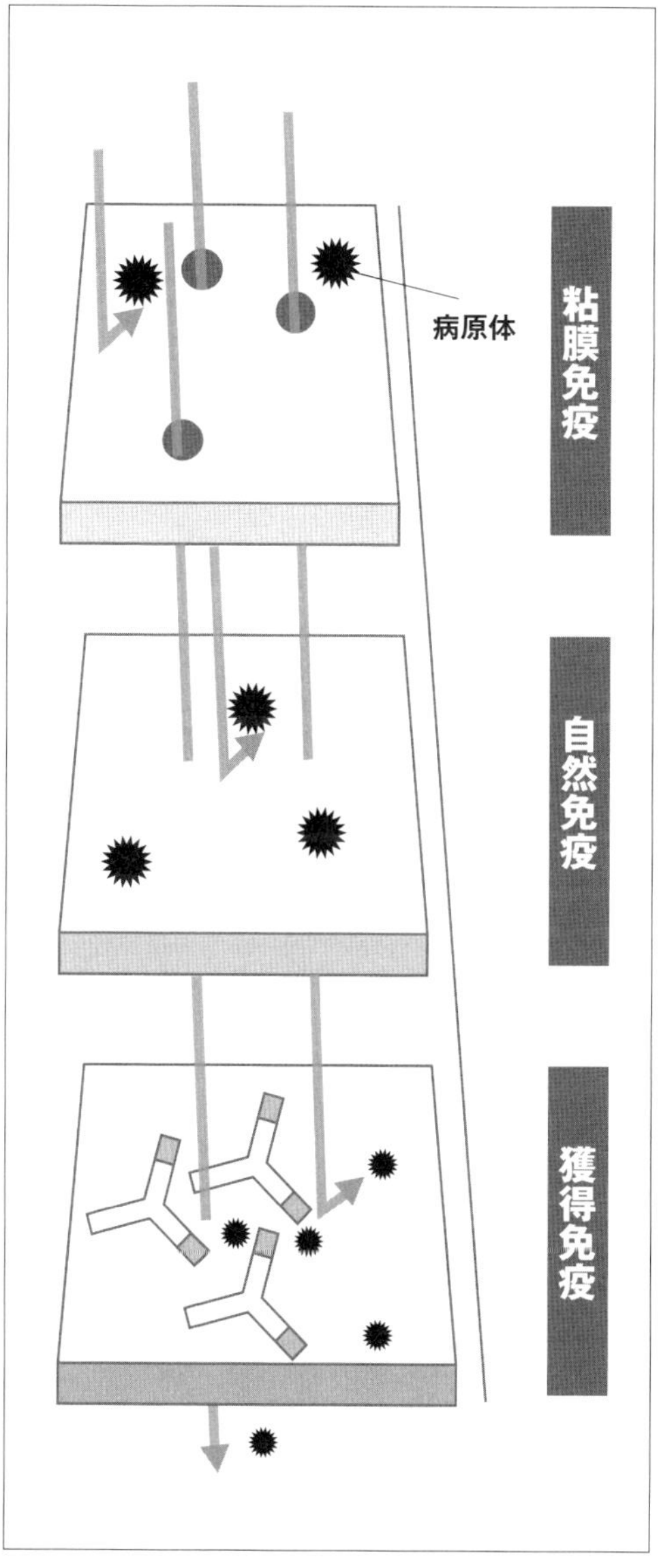

図5　3段階の免疫

働く免疫細胞たち

自然免疫の主な担当細胞としては、好中球、マクロファージ、樹状細胞、そして、ナチュラルキラー細胞があげられます。樹状細胞が大切な情報を持って獲得免疫に情報伝達を行います。

獲得免疫の主な担当細胞としては、ヘルパーT細胞、B細胞、T細胞、そして、制御性T細胞があげられます。

ヘルパーT細胞が樹状細胞から情報を受け取ると、その情報に基づいてB細胞に抗体を作らせ、さらには、キラーT細胞などを作らせます。

樹状細胞からの情報をもとに制御性T細胞も同時に作製します。

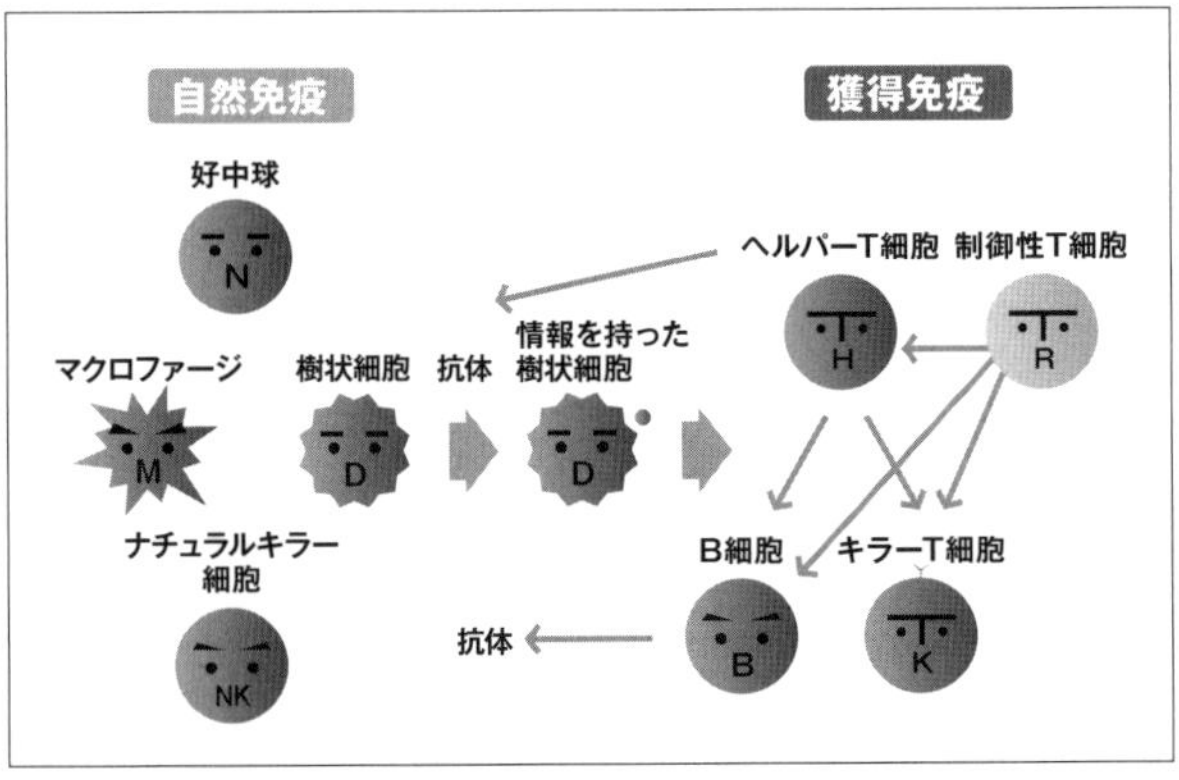

図６　自然免疫と獲得免疫の主な担当細胞

免疫を制御して慢性炎症を防ぐ制御性T細胞

制御性T細胞（Treg細胞）は1995年に坂口志文氏らにより発見された免疫を制御するT細胞です。従来、攻撃をする免疫は明確にされてきていましたが、制御をする免疫システムについてはわかっていませんでした。その後、約30年の研究により制御性T細胞の働きも次第に明らかとなりました。

制御性T細胞の働きで注目すべき点は、ほとんどの重大な疾患を誘発する慢性炎症を抑制し改善してくれることです。健康寿命を考えたとき、慢性炎症が非常に重要な因子となることは間違いないと考えられています。

また、流産の抑制に影響することもわかってきました。妊娠すると免疫全体が下がる方向ですが、さらに、制御性T細胞が受精卵の着床を攻撃性の免疫から守ってくれます。

制御性T細胞の働きを列挙します。

1. 慢性炎症の抑制
2. 自己免疫疾患の抑制
3. 腸内細菌との共生
4. アレルギーの抑制
5. 流産の抑制
6. 腸管壁への障害抑制
7. 臓器移植後の拒絶反応抑制
8. サイトカインストームを抑制
9. 免疫バランスの維持
10. ウイルス感染の慢性化（共生）
11. 感染するすべての細菌やウイルスを体内に保持

破壊と再生を担うマクロファージ

M1マクロファージ（M1）とM2マクロファージ（M2）は、免疫系の一部であるマクロファージの異なる活性状態を表す用語です。これらの異なる活性状態は、異なる生物学的機能と免疫応答を媒介するため、免疫応答や炎症プロセスにおいて重要な役割を果たします。

M1は、炎症性マクロファージとも呼ばれ、炎症応答の活性状態を示します。また、細菌感染、ウイルス感染、腫瘍細胞への攻撃など、免疫応答の初期段階で重要な役割を果たします。さらに細菌を貪食し、細胞傷害に関与するサイトカイン（免疫細胞から分泌される低分子のタンパク質で、細胞間で情報伝達を行っています）を産生し、抗原提示細胞としての機能も果たします。炎症応答の調整と組織修復のために必要な際には、M1からM2への転換が起こります。

M1から転換したM2は、抗炎症性マクロファージとも呼ばれ、抗炎症的な活性状態を示します。さらに、炎症応答の終結、組織修復、免疫調節、血管新生など、免疫応答の後期段階で主に関与します。

　M2は抗炎症性サイトカインを産生し、炎症を鎮める役割を果たします。組織修復プロセスで線維芽細胞の活性化や血管新生を促進し、傷害した組織の修復を支援します。

　M1とM2は相補的な役割を果たし、免疫応答と組織の正常な機能を維持するために必要です。免疫応答の段階に応じて、これらのマクロファージの割合や活性状態が変化し、炎症から組織修復への遷移が調整されます。これにより、体は外部からの侵入物質や損傷からの回復を効率的に行うことができます。

　炎症性サイトカインと抗炎症性サイトカインは、免疫系における重要な役割を果たすタンパク質で、炎症や免疫応答に関与しています。

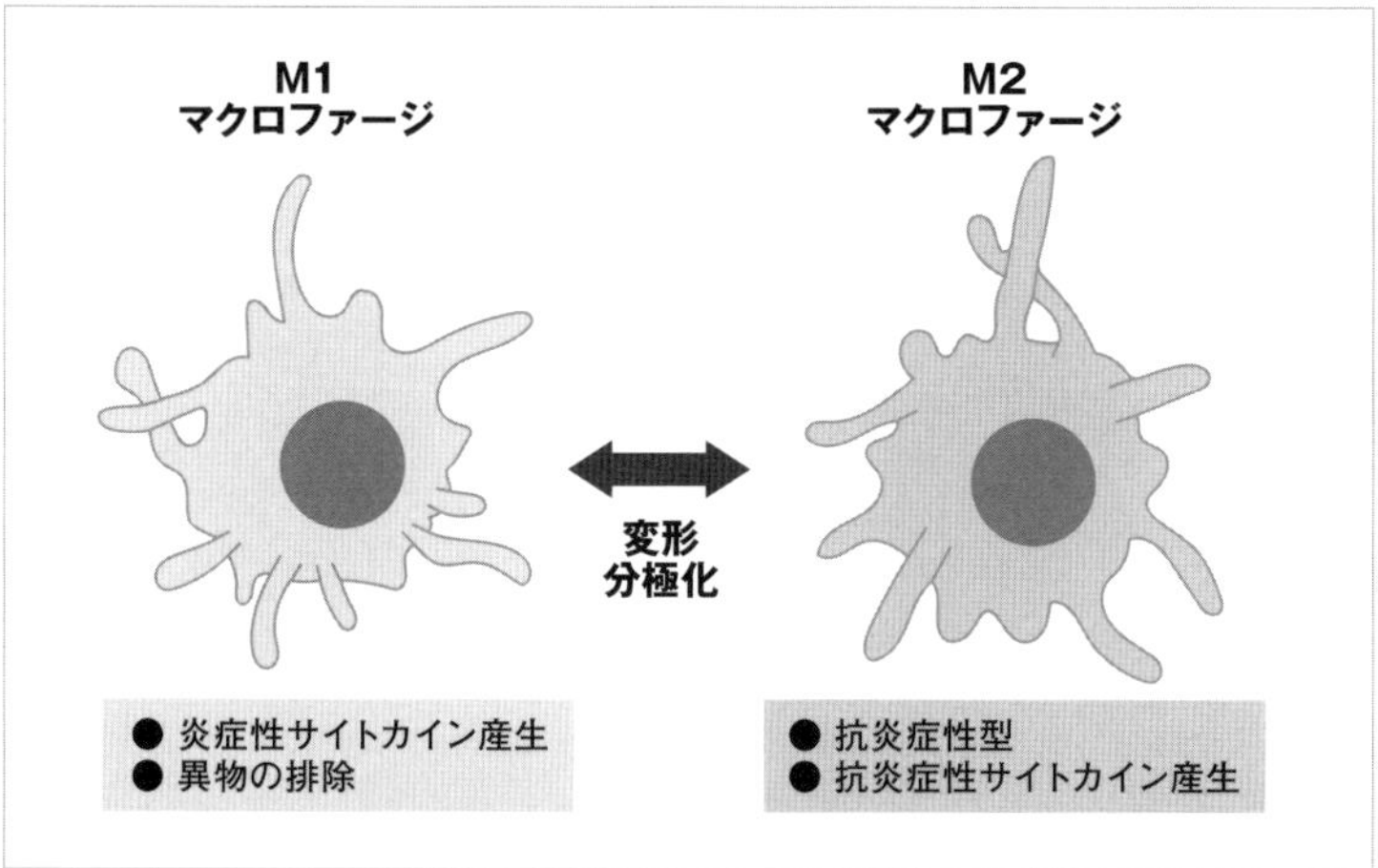

図7　M1マクロファージとM2マクロファージ

① 炎症性サイトカイン

炎症性サイトカインは、体内で炎症反応を引き起こすために分泌されるタンパク質です。これらのサイトカインは通常、感染、損傷、異物侵入などの刺激に対する免疫応答の一部として産生されます。主な炎症性サイトカインには、腫れ、発熱、赤み、痛みなどの炎症症状を引き起こすことが知られている物質が含まれます。代表的な炎症性サイトカインには、腫れを引き起こすIL-1（インターロイキン-1）、発熱を引き起こすIL-6（インターロイキン-6）、痛みを引き起こすTNF-α（腫瘍壊死因子-α）などがあります。これらのサイトカインは、免疫系の細胞同士の相互作用や炎症プロセスの調節に関与します。

② 抗炎症性サイトカイン

一方、抗炎症性サイトカインは、炎症反応を制御し、制限するために働くタンパク質です。これらのサイトカインは、過剰な炎症反応を抑制し、組織の損傷を最小限に抑える役割を果たします。抗炎症性サイトカインは、炎症性サイトカインが過剰に産生された場合や炎症が解消される際に重要です。

例として、IL-10（インターロイキン-10）やTGF-β（Transforming Growth Factor-β）などがあります。これらのサイトカインは、免疫応答を調節し、組織修復プロセスを支援します。

炎症性サイトカインと抗炎症性サイトカインは、バランスが重要であり、正確な調節が必要です。過剰な炎症性サイトカインの産生は、慢性炎症疾患や自己免疫疾患などの疾患の原因となることがあります。抗炎症性サイトカインの不足は、感染症への抵抗力低下や免疫応答の不十分さを引き起こすことがあります。したがって、これらのサイトカインのバランスを維持することが、免疫系の正常な機能に重要です。

表1　免疫担当細胞と機能

	免疫細胞	主な機能
自然免疫	好中球 好酸球 好塩基球	感染症や炎症に対抗する主要な役割 アレルギー反応や寄生虫感染症 アレルギー反応や炎症の調節
	マクロファージ	貪食細胞、免疫応答や炎症の調節、M1マクロファージは炎症性のサイトカインを放出、M2マクロファージは抗炎症性のサイトカインを放出、組織修復、免疫記憶
	樹状細胞	自然免疫で病原体などを細かく破壊しその情報を獲得免疫へ伝達（抗原の提示）
	NK細胞 （ナチュラルキラー細胞）	ウイルス感染細胞やがん細胞などを破壊 インターフェロンを産生
獲得免疫	B細胞	液性免疫、抗体を産生、免疫記憶
	T細胞	樹状細胞からの情報を受け取り、細胞性免疫でキラーT細胞はウイルス感染細胞、がん細胞の破壊
	制御性T細胞	免疫反応の調整と抑制による免疫バランスの維持

腸で働く免疫

腸は体の中にある内臓器のひとつですが、口と肛門はともに外部との出入り口ですから、腸は外部と接していると考えることもできます。小腸は栄養分を積極的に取り込むための臓器であるため、免疫細胞の約70％が腸に集中しています。

腸管免疫で大切なのはパイエル板とM細胞です。パイエル板は、腸管免疫系において重要な役割を果たしています。腸内の微生物や食物由来の抗原に対して免疫応答を引き起こすことができ、**特に腸管粘膜免疫における**ＩｇＡ（免疫グロブリンＡ）の産生に関与しています。また、パイエル板は免疫細胞の集合体として機能し、感染症や炎症の制御にも寄与しています。

Ｍ細胞は、免疫細胞の一種で、パイエル板の粘膜上皮に存在し、外部から消化管に侵入してくる病原体や抗原を認識し、内側で待機するマクロファージや樹状細胞に抗原情報を伝えて免疫系に反応を引き起こす役割を果たします。

パイエル板で増加したリンパ球は形質細胞に分化し、抗原に対応する免疫グロブリンAを消化管に分泌します。

ビタミンB1が不足するとパイエル板の産生や活動が落ちて、全体の免疫に大きな影響を与えることがわかっています。

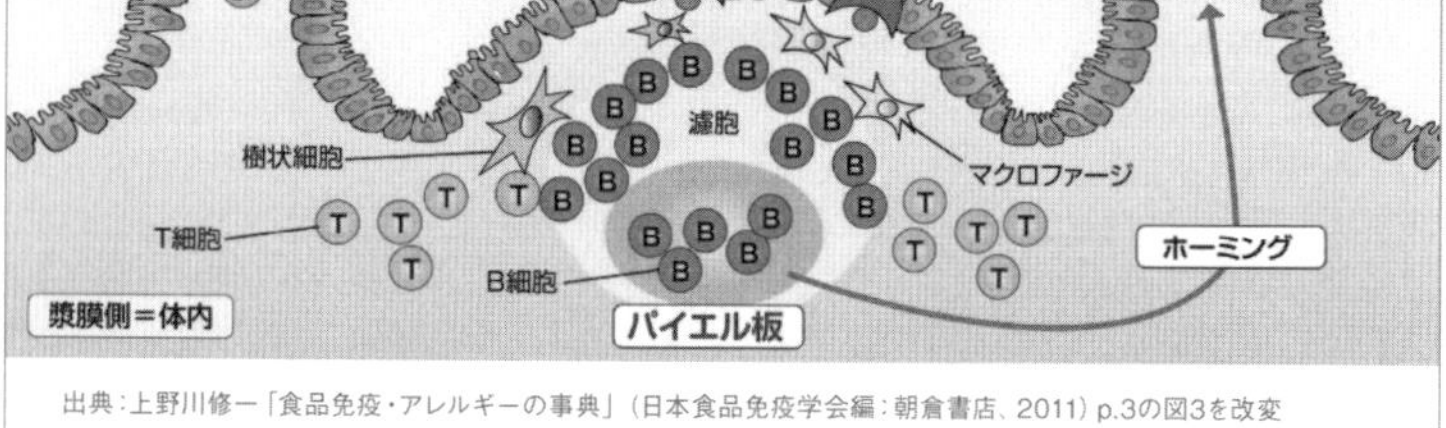

出典：上野川修一「食品免疫・アレルギーの事典」（日本食品免疫学会編：朝倉書店、2011）p.3の図3を改変

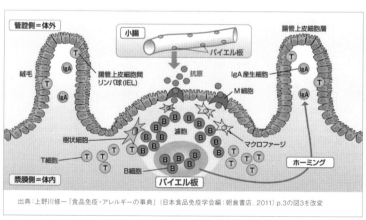

図8　腸管免疫系：腸管パイエル板とそれを構成する細胞群

第2章

心のゆとりが健やかな体をもたらす

健康にとって一番大事なのは「心」

前章では、健康寿命を延ばすためには自然治癒力を高める必要があることや、その3因子の中でも特に重要な免疫について詳しく説明しました。ここからいよいよ、何をすれば免疫を中心とした自然治癒力が向上するかを具体的にあげていきます。

自然治癒力を高めるためには、心、栄養、運動、睡眠・休息、体温が大切だと述べました。本章では最初の「心」に着目します。

ここでいう「心」は主にストレスのコントロールに関することです。ストレス過多の状態になると、すべての面において悪影響が出るので、一番にあげました。例えば、精神的に余裕がなければ、食欲がなくなり栄養が十分に摂れなくなります。運動をしようという余裕はなくなり、眠れなくなってしまいます。安定的な生活習慣も維持できなくなってしまいます。「心が一番」の理由を理解していただけたと思います。

精神的なストレスがあると脳の自律神経に刺激が入り、本来、交感神経と副交感神経のバランスが取れていた状態から次第に交感神経が優位になっていきます。

そして、ホルモンも副腎皮質からアドレナリンやノルアドレナリンが分泌され、免疫は抑制されてしまいます。

また、脳下垂体に刺激が入り、副腎皮質刺激ホルモン（ＡＣＴＨ）が副腎皮質からコルチゾールを分泌させるようになり、こちらも免疫抑制状態となります。この結果、自然治癒力の全体のバランスが崩れてしまいます。

ストレスが原因で睡眠が不足する場合もあり、睡眠不足は免疫系を弱めることがあります。

ストレスは免疫系に影響を与えることがあるため、ストレスを軽減する方法を見つけることは、免疫系の健康維持につながります。

自分なりのリラックス方法やストレスマネジメント技術を確立することが、ストレスを減らすために重要です。

ストレス過多が続くと病気になりやすい

ストレスは免疫システムにさまざまな悪影響を及ぼすことが知られています。一般的な影響には以下のようなものがあります。

①免疫システムの抑制

長期間の慢性的なストレスや重大なストレスイベントが、免疫システムを抑制する可能性があります。ストレスの影響により、体内の炎症反応が増加し、免疫細胞の機能が低下することがあります。これにより、感染症への抵抗力が弱まる可能性があります。

②免疫細胞の数の変化

ストレスは一時的には免疫細胞の数を増加させることがあります。これは「戦闘または逃げる反応」として知られ、短期的なストレス応答の一部です。しかし、長期間にわたるストレスは、免疫細胞の数を減少させる可能性があります。

③免疫応答のバランスの変化

ストレスは、炎症性免疫応答を増加させ、同時に抗炎症的な応答を抑制する可能性があります。これにより、免疫システムのバランスが崩れ、慢性炎症が引き起こされる可能性があります。

④ 感染症への感受性

長期間のストレスや重度のストレスは、感染症に対する免疫応答を低下させ、感染症にかかりやすくする可能性があります。また、既存の慢性疾患の悪化にも影響を及ぼすことがあります。

このように、慢性的なストレスは免疫システムに不利な影響を与えることが多いといえます。そのため、ストレス管理やリラックス技術を活用して、免疫システムを健康に保つことが重要です。

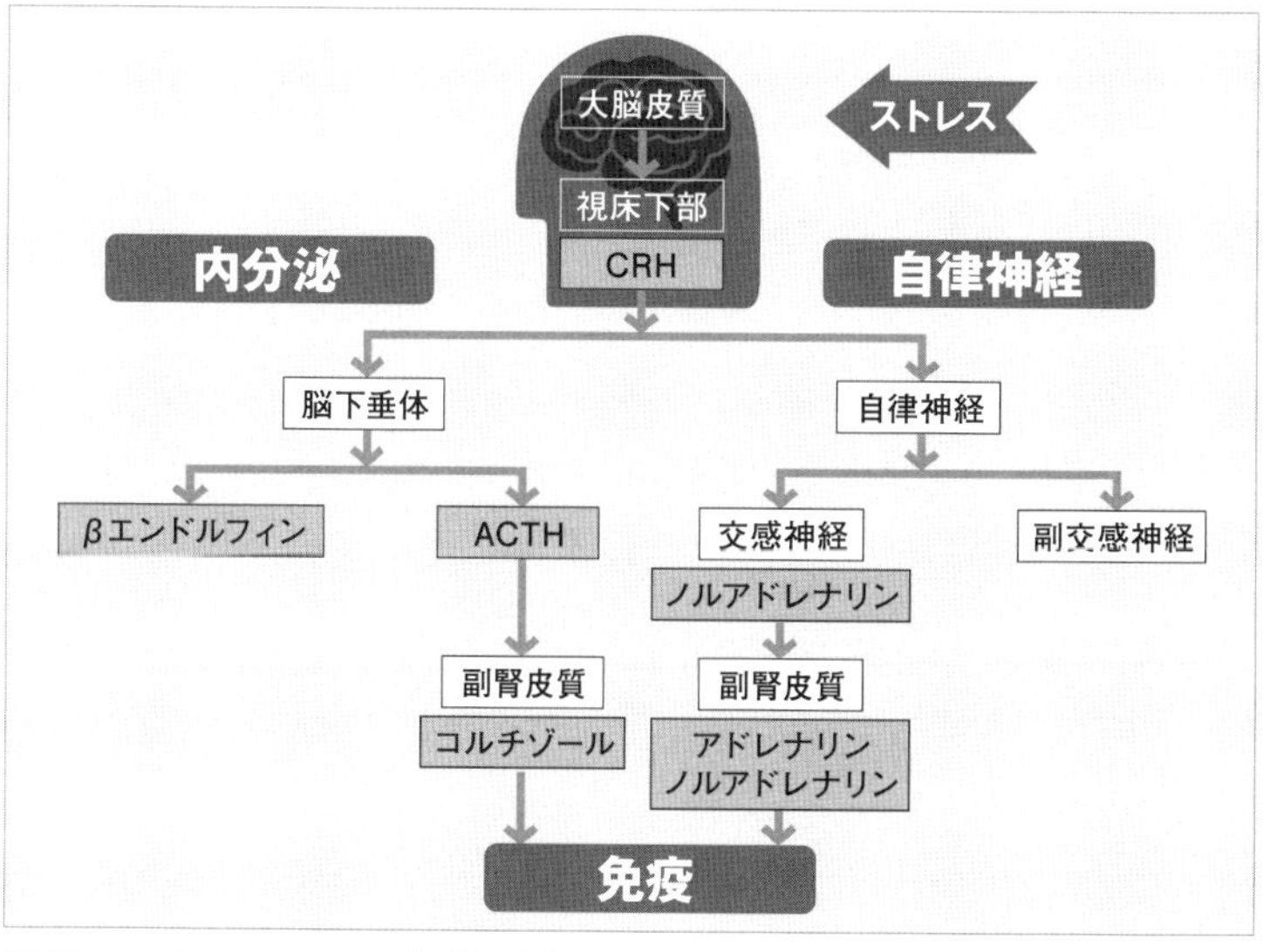

図9　ストレスによる免疫抑制メカニズム

自分に合ったストレス軽減法を見つけよう

食の好みが人それぞれであるように、ストレス軽減法も個人によって「合う・合わない」があります。

以下に一般的な方法をいくつか紹介します。ストレスを軽減し、心身の健康を維持するために、これらの方法を試してみてください。

① 深呼吸と瞑想

深呼吸や瞑想を行うことで、自律神経のバランスが整い、リラックスすることができます。日常の短い休憩時間に試してみましょう。深呼吸と瞑想については、次の項でも詳しく説明します。

② 適切な睡眠

十分な睡眠を確保しましょう。睡眠不足はストレスの原因になります。規則的な睡眠スケジュールを設定し、快適な寝室環境を整えることが大切です。睡眠については、第４章でも触れていきます。

③ 運動

適度な運動はストレスホルモンの分泌を抑え、幸福感を高めます。ウォーキング、ヨガ、水泳など、自分に合った運動を見つけましょう。運動についても第4章で詳述します。

④ バランスの取れた食事

健康的な食事はストレスへの対処能力を向上させます。適切な栄養素を摂取し、過剰なカフェインや糖分を避けましょう。

⑤ 時間の管理

タスクや予定を計画的に管理し、適切な時間にリラックスや休憩を取りましょう。長時間の働きすぎはストレスを増加させることがあります。

⑥ 趣味や興味を持つ

趣味や興味を持つことはストレスの解消に役立ちます。自分の楽しみを見つけ、時間を過ごしましょう。誰かのファンになって応援する「推し活」もいいでしょう。

⑦ ソーシャルサポート

友人や家族との交流を大切にし、感情やストレスをシェアすることが大切です。助けを求めることは強さの証です。

⑧ ストレスマネジメントを学ぶ

ストレスに対処するためのテクニックを学びましょう。認知行動療法やマインドフルネス瞑想などが役立つ場合があります。

⑨ 休暇や休息

定期的な休暇や休息を取り、リフレッシュしましょう。仕事や日常生活から離れることは、ストレスの軽減に効果的です。

⑩ 専門家の支援

必要であれば、心理療法やカウンセリングを受けることを検討しましょう。専門家の支援はストレスの管理に役立ちます。特に過労によるストレス過多は、自覚しないうちに深刻な状況になっている危険がありますので、専門家に相談しましょう。

自律神経に働きかける深呼吸で健康になる

呼吸は、意識せずにしています。つまり自律神経がコントロールしているのです。ストレスにさらされると呼吸は浅く小刻みになります。逆にリラックスしていると、ゆっくり深く呼吸をしています。

その現象を逆手に取って自律神経をコントロールしようというのが深呼吸です。深呼吸の主な利点と免疫への影響をあげていきます。

まず、深呼吸はリラックス反応を促し、ストレスホルモンの分泌を抑制するのに役立ちます。ストレスは免疫系統に悪影響を与え、免疫機能を低下させる可能性があるため、深呼吸は免疫系統の健康をサポートするのに役立ちます。

次に、酸素供給を増加させ、体内の酸素濃度を高めることができます。良好な酸素供給は、免疫細胞が体内の異物や感染症に対処するために必要なエネルギーを提供します。

また、リンパ液の循環を促進し、免疫細胞の移動や体内の廃棄物の排出を助けます。これにより、免疫系統の機能が最適な状態で維持されます。

これらの効果が複合的に働くことで、深呼吸が炎症の軽減に役立つこともあります。慢性的な炎症は免疫系統に負担をかけ、免疫機能を低下させる可能性があるため、深呼吸は免疫系統のバランスを保つのに役立ちます。

深呼吸のリラックス効果を活用すれば、眠りにつきやすくなります。深呼吸を繰り返しながら睡眠に入ることで、質の高い睡眠を助けることができます。

深呼吸の実践により免疫系統を強化し、疾患から身を守るのに役立つことがあります。

瞑想のストレス軽減効果は絶大

心と体にさまざまな健康効果があるといわれているのが瞑想です。免疫系にも良い影響を与えることが期待できます。

瞑想とは、心をしずめて無心になること。もともとは禅宗など宗教の修行として行われたものです。目を閉じて深く静かに呼吸して、その呼吸に心を集中させます。以下に、瞑想と免疫に関連するいくつかのポイントを紹介します。

瞑想により、ストレスホルモンであるコルチゾールの分泌を減少させることが示されています。慢性的なストレスは免疫系に悪影響を与え、感染症や炎症のリスクを高める可能性があるため、ストレス軽減は免疫を支援する重要な要素です。

自己免疫疾患は、免疫系が誤って自身の健康な組織を攻撃する疾患です。一部の研究では、瞑想が自己免疫疾患の症状を軽減するのに役立つ可能性があると示唆されています。瞑想が免疫応答の調節に寄与する可能性があるためです。

深呼吸と同様に、瞑想は睡眠の質を向上させるのに役立つことがあります。時間的に十分な良質の睡眠は、免疫機能を強化するのに重要です。良い睡眠をとることで、免疫系は感染症や炎症に対処しやすくなります。

マインドフルネス瞑想は、感覚に注意を払い、現在の瞬間に集中する瞑想の形式です。ストレス軽減に役立ち、免疫応答を改善する可能性があります。ストレスが免疫に与える悪影響を軽減するのに役立つと考えられています。

ただし、瞑想が免疫に与える具体的な効果については、まだ十分な科学的な研究が行われておらず、個人差も大きいと思われます。免疫を強化するために瞑想を取り入れる場合、医師や専門家と相談し、瞑想を健康習慣の一部として適切に組み込むことが重要です。

体だけでなく心も解きほぐすヨガ

ヨガは、体と心の健康に多くの利益をもたらすことで知られており、免疫システムにもポジティブな影響を与える可能性があります。以下に、ヨガと免疫に関連するいくつかのポイントを紹介します。

ヨガはリラクゼーションとストレス軽減に役立ちます。繰り返しになりますが、ストレスは免疫システムに悪影響を及ぼすことが知られており、長期間のストレスは免疫機能を低下させる可能性があります。ヨガの練習はストレスホルモンのレベルを下げ、免疫システムを支援することができます。

ヨガのポーズや呼吸法は、血液循環を改善し、体内の酸素や栄養素の供給を向上させることがあります。これは、免疫細胞が体全体に効果的に分布し、感染症や炎症に対抗するのに役立ちます。

ヨガのポーズはリンパ液の流れを促進することがあり、リンパ液には体内の毒素や廃棄物を排出する役割があります。正常なリンパ液の流れは免疫システムの正常な機能に不可欠です。

そして、ヨガは一般的な健康とウェルビーイングに寄与します。適切な栄養、運動、睡眠と組み合わせてヨガを実践することは、免疫システムを強化するのに役立ちます。

ただ、ヨガは免疫システムを即座に強化する魔法の解決策ではありません。免疫システムは複雑なものであり、ヨガが影響を与えられるのはそのほんの一部です。

やはり適切な栄養、十分な睡眠、運動、ストレス管理も同様に重要です。

ヨガはこれらの健康的な生活習慣と組み合わせて、免疫システムの健康をサポートするひとつの方法として考えることができます。

第3章

体は摂取した栄養でできている

やっぱり大事な栄養バランス

心の次に大事なのが栄養です。別の言い方をすれば、なんでもよく食べることができていれば健康なのです。バランスの取れた食事は、健康的な生活を維持し、さまざまな健康上の利点を提供する重要な要素です。どのようなメリットがあるのでしょうか。

①栄養摂取の最適化

体に必要な栄養素を包括的かつ適切な割合で摂取することを可能にします。タンパク質、炭水化物、脂質、ビタミン、ミネラルといった栄養素は、体の正常な機能をサポートし、健康を維持するために必要です。

②エネルギーバランスの維持

適切なエネルギー摂取は、体重の管理と健康維持に重要です。食べすぎや不健康な食習慣を防ぎ、カロリーコントロールを助け、体重増加や肥満を防ぎます。

③心血管健康の促進

心臓と血管の健康に寄与します。飽和脂肪酸やコレステロールの過剰摂取を制限し、不飽和脂肪酸や食物繊維を摂取することで、高血圧や動脈硬化のリスクが減少します。

④ 糖尿病の予防と管理

血糖値の管理に役立ちます。糖質を適切に管理し、食物の選択を通じて急激な血糖値の上昇を防ぐことができます。

⑤ 免疫機能の強化

免疫機能を強化し、感染症や疾患に対する抵抗力を高めるのに役立ちます。ビタミンやミネラルの適切な摂取は、免疫細胞の正常な機能に寄与します。

⑥ 良い消化と腸内健康

食物繊維や発酵性食品を含むバランスの取れた食事は、良い消化をサポートし、腸内健康を促進します。これは、便秘や消化器系の問題を予防するのに役立ちます。

⑦ 精神への好影響

適切な栄養を摂取することは、認知機能や心の健康にも影響を与えることがあります。栄養不足は気分の変動や認知機能の低下につながる可能性があります。

つまり、バランスの取れた食事は、健康を維持し、疾患を予防するためのメリットだらけなのです。

タンパク質は免疫システムの材料

タンパク質は免疫系の機能に欠かせない要素であり、免疫応答の調節、異物や病原体への対抗力の構築、炎症の調節などにおいて重要な役割を果たしています。

タンパク質を多く含む食品は、肉（おすすめは豚肉、鶏の胸肉やささみ）、魚（おすすめはアジ、サバなどの青魚）、大豆、卵、乳製品です。積極的に摂取しましょう。

① 抗体（免疫グロブリン）

抗体は免疫系が異物や病原体を識別し、攻撃するために使用するタンパク質です。これらのタンパク質はB細胞によって産生され、特定の抗原に結合することでその抗原を標識し、他の免疫細胞に攻撃を促します。

② 抗原提示細胞　APC（Antigen Presenting Cell）

免疫系の中で、特に抗原提示細胞（主に樹状細胞やマクロファージ）は異物や病原体を摂取し、それらの抗原をタンパク質として処理します。これらの処理されたタンパク質はT細胞と相互作用し、免疫応答を調節するのに重要です。

免疫系にはさまざまなタンパク質からなる細胞（免疫細胞）が含まれており、これらの細胞は異物や病原体に対する攻撃に関与します。例えば、Ｔ細胞やＢ細胞は特定の抗原を認識し、それに対する免疫応答を調節します。

③ サイトカイン

免疫系の細胞は相互にコミュニケーションを取り、免疫応答を調節するためにサイトカインと呼ばれるタンパク質を分泌します。これらのサイトカインは炎症反応や免疫応答の調節に関与します。

④ ヒト白血球抗原　ＨＬＡ（Human Leukocyte Antigen）

ＨＬＡは免疫系において、自己と非自己を区別するためのタンパク質です。Ｔ細胞が異物を識別する際に、ＨＬＡとの相互作用が重要な役割を果たします。

免疫細胞を活性化させるビタミンA

ビタミンAは、免疫系に重要な役割を果たす栄養素のひとつ。食事から積極的に摂取したい栄養素です。主にレチノール（ビタミンAの一形態であり、体内でのビタミンAの主要な形態のひとつ）として動物性食品（肉、魚、卵など）や、プロビタミンAとして植物性食品（カロテンが豊富な野菜や果物）から得られます。不足すると、免疫機能が低下し、感染症への感受性が高まる可能性があります。ただし、過剰摂取は健康に有害であるため、バランスの取れた食事が重要です。肉と野菜をバランスよく食べましょう。以下はビタミンAのメリットです。

① 免疫細胞の機能強化

ビタミンAは、免疫細胞の正常な発達と機能をサポートするのに重要です。特に、T細胞とB細胞、マクロファージ、ナチュラルキラー細胞（NK細胞）などの免疫細胞の活性化に寄与します。これらの細胞は感染症と戦うために必要であり、ビタミンAが不足すると、免疫応答が弱まる可能性があります。

② 粘膜免疫のサポート

ビタミンAは、呼吸器、消化器、泌尿器などの粘膜の健康を保つのにも役立ちます。これは感染症に対する最初のバリアとして機能し、病原体の侵入を防ぐのに役立ちます。また、ビタミンAは粘膜に存在する免疫細胞の活性化もサポートします。

③ 抗酸化作用

ビタミンAには抗酸化作用があり、体内の酸化ストレスを軽減し、免疫細胞を酸化ダメージから保護します。これにより、免疫細胞の正常な機能が維持され、感染症への対抗能力が向上します。

糖質をエネルギーに変えるビタミンB群

ビタミンB群の主な働きは、エネルギー代謝の補酵素。代謝を円滑に行わせる潤滑油のように働きます。

それだけでなく、ビタミンB群も、免疫機能に重要な役割を果たします。

ビタミンB不足は、免疫機能の低下や感染症への感受性の増加につながる可能性があります。しかし、過剰摂取も問題となることがあります。

ビタミンB群は多くの食品に含まれていますので、肉、魚、卵、乳製品、穀物、野菜、豆類などをバラエティ豊かに摂取することが理想的です。以下は、ビタミンB群のメリットです。

① 抗酸化作用

ビタミンB2（リボフラビン）は抗酸化物質の一種であり、細胞を酸化ストレスから守る役割を果たします。これにより、細胞がダメージを受けず、適切に機能し、免疫応答を維持できます。

②免疫細胞の活性化

ビタミンB6（ピリドキシン）は、免疫細胞の活性化に不可欠な役割を果たします。特に、T細胞とB細胞の正常な発達と機能に寄与します。

③DNA合成

ビタミンB9（葉酸）は、細胞分裂とDNA合成に不可欠です。これは免疫細胞の増殖に必要で、感染に対抗するために新しい免疫細胞を生成する際に役立ちます。

④エネルギー供給

ビタミンB群全般がエネルギー代謝に関与し、エネルギーが必要な免疫応答に対応するのに役立ちます。これは感染症に対抗するために必要なエネルギー供給に関連しています。特に、ビタミンB1はパイエル板を増やし活性化することでも非常に重要な働きをすることがわかってきました。

炎症を抑えるビタミンC

ビタミンCは、感染症や疾病に対する身体の防御機構をサポートする効果によって免疫機能を強化しているとされています。

ただし、ビタミンCの効果については個人差があり、摂取量や体の状態によっても異なる可能性があります。

柑橘類（オレンジ、グレープフルーツ、レモンなど）、ストロベリー、パプリカ、ブロッコリー、じゃがいも、サツマイモなどに多く含まれています。適切なサプリメントの使用を考慮するのもいいでしょう。以下、ビタミンCの効能をいくつか説明します。

①抗酸化作用

ビタミンCは強力な抗酸化物質であり、体内の酸化ストレスから細胞を保護します。酸化ストレスは免疫細胞に損傷を与え、免疫機能を低下させる可能性があります。活性酸素種を中和し、免疫細胞の機能を保護することが知られています。

②免疫細胞の活性化

ビタミンCは、免疫細胞である白血球の働きを活性化する作用があります。特に、マクロファージと呼ばれる免疫細胞の活性化を促し、病原体への攻撃力を高めます。

③ 抗炎症作用

ビタミンCは、免疫応答時に関与するサイトカインと呼ばれる化学物質の産生を調節することによって、炎症を抑制する作用があります。過剰な炎症反応は、免疫系のバランスを崩し、疾患の進行を助長する可能性があります。ビタミンCは、適切な炎症応答を促進し、過剰な炎症を緩和することによって、免疫機能をサポートします。

ビタミンDで感染症に強くなる

ビタミンDは別名カルシフェロールとも呼ばれ、骨からカルシウムを溶解して血液中のカルシウム（Ca）濃度を増加させ、リン（P）の調節に必要なビタミンです。魚（サケ、マス、イワシ、サンマ）、卵黄、キノコ（きくらげ、マイタケなど）に多く含まれます。

ビタミンDを得るための簡単な方法として、日光に当たることがあります。週2〜3回、軽度の日焼けが起きるのに要する約20分、手、顔、腕などを日光に当てると皮膚で十分なビタミンDが産生されます。

ビタミンDは、カテリジンと呼ばれる抗菌性化合物の白血球生成に重要な役割を果たします。

白血球内に存在するこれらの化合物は、細菌、ウイルス、真菌を直接死滅させて感染症除去を促します。一方、ビタミンDには直接的な抗炎症作用があるため、過剰な免疫反応を抑えるのに役立つ可能性があります。

ビタミンDは免疫細胞を介して、抗菌・抗ウイルス物質を分泌させます。具体的にはビタミンDは「カテリジン」や「ディフェンシン」という抗菌ペプチドというものを産生します。カテリジンもディフェンシンも、血中ビタミンD濃度が低いと、それらの抗菌ペプチドが減少することがわかっています。

また、日射量が減る冬の間は気道粘膜におけるディフェンシン分泌量が減少することが報告されています。

下のグラフは、新型コロナウイルス感染症流行時に、医療スタッフのビタミンDが充足していたかどうかを表したものです。

新型コロナウイルス感染症流行時に医療スタッフの方々が重篤なビタミン欠乏症になったことが報告されています。日にあたる時間が十分でないと重篤なビタミンD欠乏になることがよくわかります。

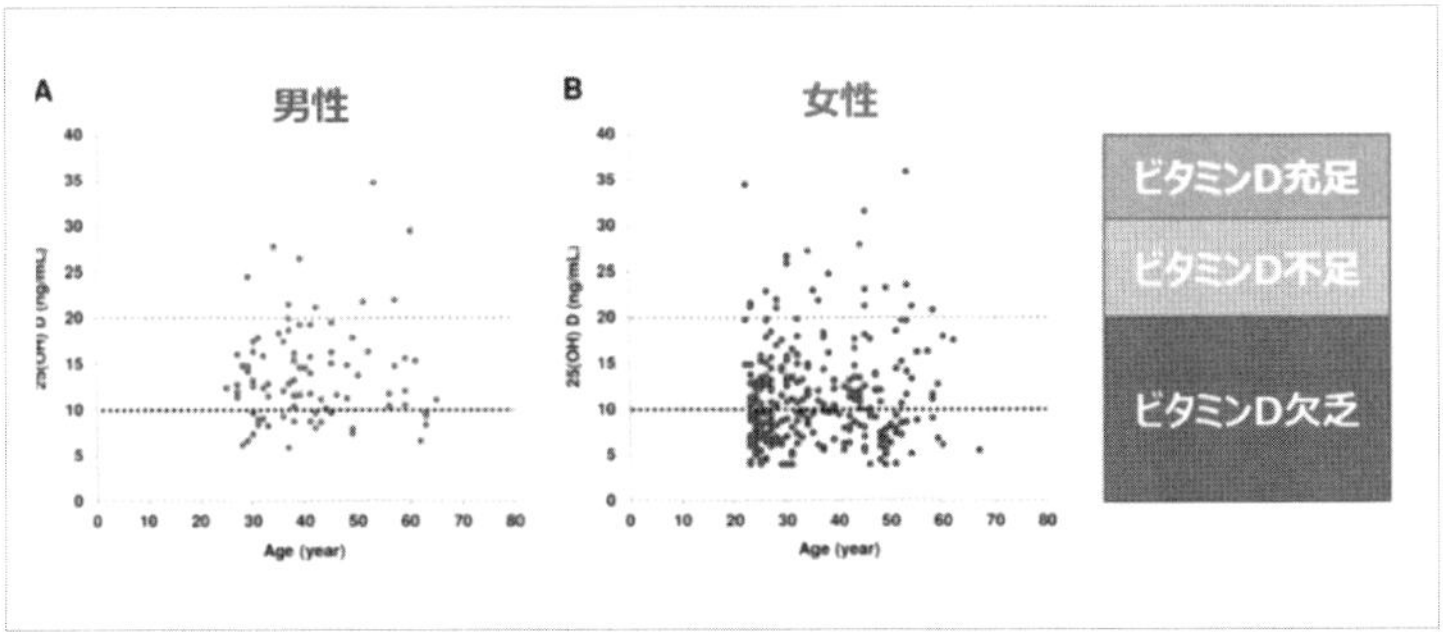

図10　新型コロナウイルス感染症流行時に重篤なビタミンD欠乏症になっている医療従事者

種類によって働きもさまざまなミネラル

ミネラルも免疫を強化します。免疫機能を強化するためには、ミネラルだけでなく、ビタミンやタンパク質などの栄養素もバランスよく摂取することが大切です。これらのミネラルは、バランスの取れた食事から摂取することができます。ただし、過剰なミネラル摂取は健康に害を及ぼす可能性があるため、適切な摂取量を守ることが重要です。特に栄養補助食品を摂る際には、医師や栄養士の指導を受けることがおすすめです。どのように関与するかを理解するために、いくつかの主要なミネラルについて説明します。

① 亜鉛（Zinc）

亜鉛は、免疫系の正常な機能に必要なミネラルのひとつです。亜鉛は白血球の発達と機能に関与し、感染症に対する免疫応答を強化するのに役立ちます。赤身の肉、魚、豆類、くるみなどの堅果、種子などに含まれています。

② 鉄（Iron）

鉄はヘモグロビンに結合し、酸素を体内に運び、免疫細胞が正常に機能するために酸素を必要とします。鉄不足は免疫機能を弱める可能性があります。

③ セレン（Selenium）

セレンは抗酸化作用を持つミネラルで、体内の酸化ストレスから細胞を保護します。また、免疫細胞の機能をサポートし、感染症への抵抗力を向上させるのに役立ちます。

④ マグネシウム（Magnesium）

マグネシウムは免疫細胞の正常な機能に不可欠であり、炎症の調節や細胞のエネルギー生産に寄与します。

⑤ カルシウム（Calcium）

カルシウムは細胞の信号伝達に重要であり、免疫細胞の活性化や適切な免疫応答に関与します。

体にいい油、オメガ脂肪酸

オメガ脂肪酸は、オメガ3脂肪酸とオメガ6脂肪酸のふたつの主要なクラスに分けられ、食事から摂取され、体内で代謝されます。

オメガ脂肪酸は免疫系に対する正の影響を持つことが示唆されていますが、個々の健康状態や摂取量によって効果が異なる場合があります。特に医師や栄養士と相談して、適切な摂取量や食事計画を立てることが重要です。

オメガ3脂肪酸は、魚（サケ、マス、サバなど）、亜麻仁油、くるみなどに含まれています。

また、オメガ脂肪酸は魚油サプリメントなどからも摂取できますが、適切な品質のものを選び、過剰な摂取に注意することが重要です。

① 抗炎症作用

オメガ3脂肪酸（特にEPAとDHA）は、炎症の調節に役立つことが知られています。過剰な炎症は免疫系の正常な機能を妨げることがあり、オメガ3脂肪酸は免疫反応の調節に寄与し、炎症性疾患の症状を軽減するのに役立つ可能性があります。

②免疫細胞の活性化

オメガ3脂肪酸は、免疫細胞の活性化に関与し、免疫応答を調節することができます。これにより、感染症に対する免疫応答が改善される可能性があります。

③免疫細胞の機能

オメガ3脂肪酸は、免疫細胞の機能をサポートし、細胞膜の柔軟性を向上させることができます。これにより、免疫細胞が効率的に外部の脅威に対抗できるようになります。

④オメガ6脂肪酸とのバランス

オメガ6脂肪酸も免疫系に影響を及ぼしますが、過剰な摂取は炎症を増加させる可能性があるため、オメガ3脂肪酸とのバランスが重要です。一般的な西洋型食事では、オメガ6脂肪酸の摂取が過剰であることがあり、適切なバランスを保つためにはオメガ3脂肪酸の摂取を増やす必要があるかもしれません。

腸内細菌が作る栄養「短鎖《たんさ》脂肪酸」

短鎖脂肪酸は、主に大腸で作られる有機化合物で、主要な短鎖脂肪酸には酢酸、プロピオン酸、酪酸などがあります。これらの化合物は、腸内細菌が非消化性繊維質を発酵する過程で生成されます。腸内に棲む細菌は、菌の種類ごとに塊を作って腸壁にびっしりと張りついています。この状態を叢（くさむら）に見立てて「腸内細菌叢《そう》」、あるいはお花畑に見立てて「腸内フローラ」と呼びます。短鎖脂肪酸は、腸内フローラを改善し、免疫系にも良い影響を与えることが研究によって示されています。

まず、短鎖脂肪酸は腸内環境の調節に寄与し、免疫系に影響を与える可能性があります。特に、腸内環境の安定性を保ち、免疫応答を調節するための役割があると考えられています。また、免疫細胞であるT細胞やマクロファージの活性化に影響を与えることが報告されています。特に、炎症性疾患の病態生理において短鎖脂肪酸が関与している可能性があります。

短鎖脂肪酸、特に酪酸は、炎症を抑制する効果があるとされています。これは、腸内の炎症性疾患や自己免疫疾患に対する潜在的な治療法として研究が進行中です。
加えて、免疫応答の均衡を維持し、過剰な免疫応答を抑制する助けとなる可能性があります。これにより、アレルギーや自己免疫疾患などの免疫関連疾患の管理に寄与することが期待されています。

総括すると、短鎖脂肪酸は腸内の微生物叢と免疫系との相互作用において重要な役割を果たしています。短鎖脂肪酸は免疫応答を調節し、腸内の健康を維持し、炎症性疾患や免疫関連疾患の予防や治療に対する可能性が研究されています。

短鎖脂肪酸は食物繊維やオリゴ糖を「エサ」にして、腸内細菌が発酵することで生成すると考えられています。ただし、具体的な効果やメカニズムについては今後の研究が必要です。

腸内フローラを改善して免疫系を活性化

腸内フローラのバランスを改善することは、免疫機能を向上させるために重要な役割を果たします。プロバイオティクスは、健康に有益な腸内細菌を増やすために使用される生きた微生物です。ヨーグルトや発酵食品に含まれる乳酸菌やビフィズス菌などが一般的なプロバイオティクスです。プロバイオティクスの摂取は、腸内フローラを調整し、免疫系を強化するのに役立ちます。

一方、プレバイオティクスは、腸内の善玉菌の成長を促進するための食物成分です。オリゴ糖や食物繊維が一般的なプレバイオティクスの例です。これらの成分は、大腸内で発酵され、善玉菌のエネルギー源となります。プレバイオティクスを摂取することで、健康な腸内フローラの形成をサポートし、免疫機能を向上させることができます。

腸内フローラを改善するためには、バランスの取れた食事を摂ることが重要です。新鮮な果物や野菜、穀物、健康的な脂肪、良質なタンパク質を含む食事は、腸内細菌の多様性を促進し、免疫系をサポートします。

逆に、長期間のストレスや抗生物質は、腸内フローラに悪影響を与える可能性がありま す。抗生物質は病気の治療に重要ですが、過剰な使用は腸内フローラに悪影響を及ぼす可能性があります。抗生物質は必要な場合にのみ使用し、医師の指示に従うことが重要です。

発酵食品には腸内環境を整える効果あり

免疫細胞の約70％は腸内に存在していることは先にも触れました。つまり腸は身体の中で最も大きな免疫機能を担っている器官であり、免疫力を高めるためには、腸内環境を整えるのがポイントです。

腸内にはさまざまな菌が存在し、有用菌には免疫細胞を活性化して強くする働きがあります。食材を微生物などの働きで発酵させた発酵食品には、有用菌が豊富に含まれているため、腸内を有用菌が優位な状態に保ち、腸内環境を整えて免疫力をアップする効果が期待できます。さらに、発酵食品に含まれた細菌などの微生物の働きで原料の栄養素が分解され、消化吸収しやすい状態となり、成分の栄養素をスムーズに吸収して体内に届けることもできます。

免疫力をアップする発酵食品としては、納豆、味噌汁、醤油、キムチ、ぬか漬け、サラミ、かつお節、ヨーグルト、チーズ、酢、甘酒などがおすすめです。

第4章

生活習慣によって健康にも病気にもなる

「プチ断食」はリフレッシュ効果大

健康寿命を延ばすために何をやったらいいか。免疫を高めて自然治癒力をアップさせるために、心にゆとりを持ち、栄養バランスの取れた食事を心がける――ここまではご理解いただけたことと思います。

本章では、運動、睡眠と休養、体温を保つ温熱活動や、生活リズムといった「生活習慣」について説明していきます。

まず、実例として私の知人であるK先生が行った「生活習慣改善プログラム」を紹介したいと思います。

さまざまな取り組みの組み合わせですが、私が最も注目しているのは、夕食後から翌日朝食まで、約12時間という長さです。これは「プチ断食」といってもいいでしょう。

これにより、消化によって体力を奪われることなく平均8時間という睡眠時間は、より深い休息の時間となります。体だけでなく、脳や精神のリフレッシュが実現します。

肥満は免疫機能の低下を招く

K先生は午前中に約1時間、そして、午後30分のウォーキングにより、4か月間で約6キログラムの減量に成功し、体調もすこぶる良好とのことです。その間、これといった食事の制限はしていません。減量したい方は、大いに参考になると思います。

過体重や肥満は、体内の炎症を引き起こす可能性が高いです。これに対抗するために免疫系が常に活性化され、過度な炎症が発生しやすくなります。体重を減少させることで、炎症が軽減され、免疫系の正常な機能が回復しやすくなります。

逆に適切な体重維持は、免疫細胞の機能を向上させることがあります。過体重や肥満の場合、免疫細胞の活性や機能が低下し、感染症への抵抗力が弱ま

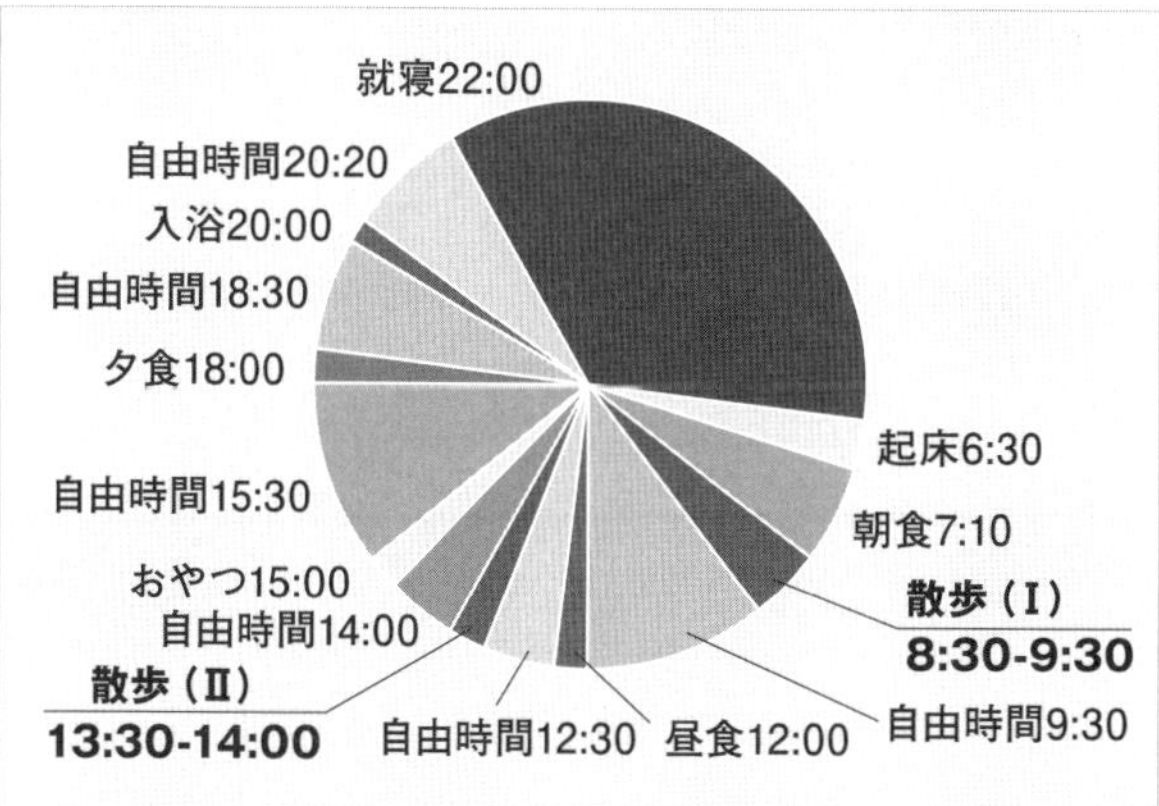

図11 一日の生活パターン

ることがあります。体重を減少させることで、これらの免疫細胞の機能が改善され、感染症に対する防御力が向上します。

また、体重を減少させることにより、糖尿病、高血圧、心血管疾患などの慢性疾患のリスクが低下します。これらの疾患は免疫系に負担をかけ、免疫機能を低下させる可能性があるため、体重の減少により免疫への負担が軽減されます。

過体重や肥満はホルモンバランスに影響を及ぼすことがあり、免疫機能にも影響する可能性があります。体重を減少させることで、ホルモンバランスが改善され、免疫系の調節が正常に戻ります。

ただし、急激な体重減少や極端なダイエットは免疫系に負担をかける可能性があるため、健康的な方法で体重を減少させることが重要です。

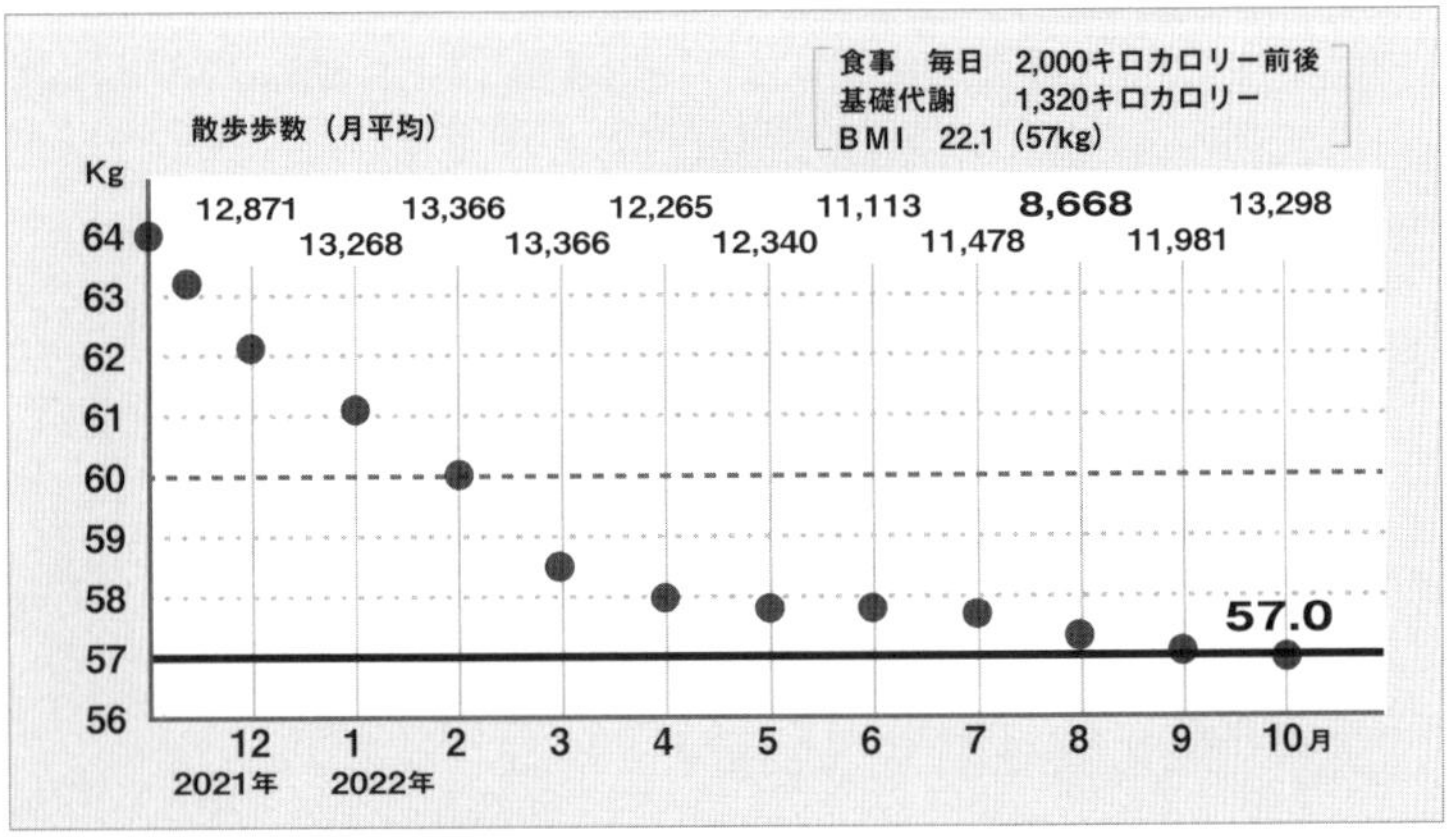

図12　K先生　体重の変化

当たり前だが適度な運動は健康にいい

運動が免疫システムに与える影響は非常に重要で、以下のようなポジティブな変化があります。適度な運動は免疫機能を強化することが知られています。運動により、体内の白血球数が増加し、これにより病原体に対する防御能力が向上します。

また、運動は慢性炎症の抑制に役立つことがあります。炎症が適切に制御されないと、免疫システムが過剰反応し、自己免疫疾患などの問題を引き起こす可能性があります。運動により、炎症を抑制するサイトカインが増加することがあります。

運動はストレスホルモンのレベルを低下させ、ストレスが免疫システムに与える負荷を軽減するのに役立ちます。慢性的なストレスは免疫機能を抑制する可能性があります。

そして、運動により血流が増加し、免疫細胞や栄養素が体内に効率的に運ばれます。これは免疫細胞が感染症や異物に対処するのに役立ちます。

中高年者が運動トレーニングを継続しているかぎり、安静時唾液ＳＩｇＡ（唾液中のＩｇＡ）分泌速度の増加効果が3年以上続くことが明らかになりました。これは口腔内免疫機能が増強した可能性を示しており、中高年者の中等度強度の運動トレーニングは健康で長生きするための大きな方策となる可能性が示されました。運動することにより、毛細血管の血流量が増加し、唾液などの粘液の分泌が促進されます。その結果、目、鼻、口、消化管などの上皮が非常に強力になっていきます。

ただし、後に詳述する通り、極端に強すぎる運動、過度なトレーニングは逆効果となり、免疫機能を抑制する可能性があります。健康になれるのは、あくまでも適度な運動です。また、急激な運動を行う前後に適切なウォーミングアップとクールダウンを行い、けがを防ぐことも大切です。個人差があるため、具体的な運動プランや免疫システムへの影響は人によって異なります。

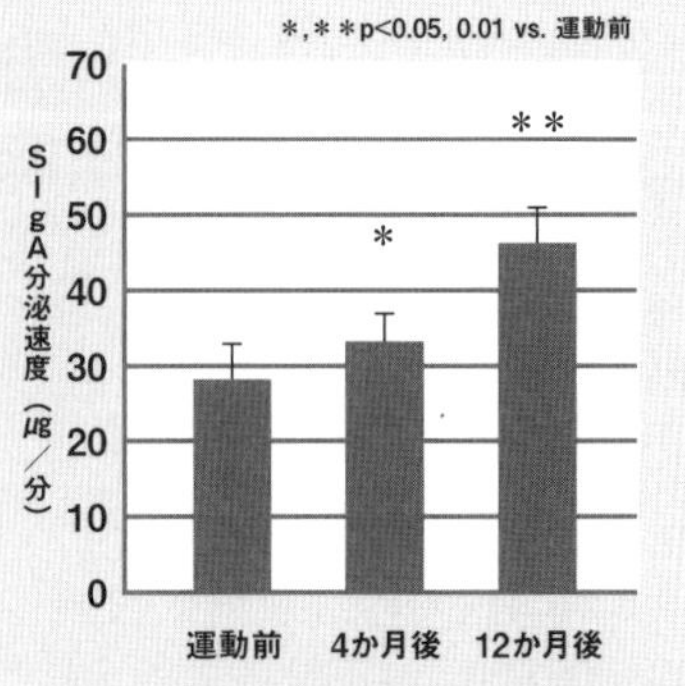

高齢者に適度な運動を続けてもらい、唾液中の免疫粘膜IgAを測定した実験結果。運動前よりも、運動を継続した1年後の方が免疫機能が高まっていることがわかる。
出典：Akimoto T. et al.Br J Sports Med .37. 76. 2003.

図13　適度な運動の継続で免疫機能は向上する

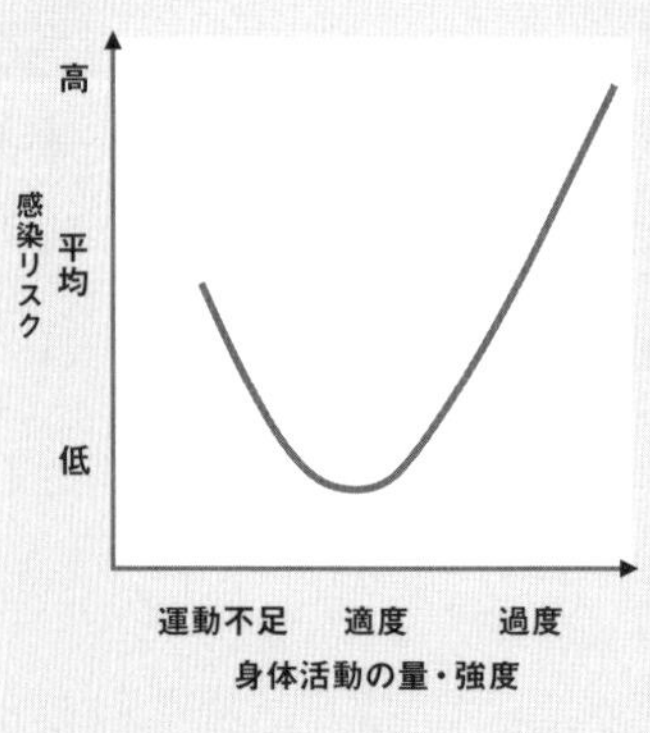

出典：Nieman. D.C. Med Sci Sports Exerc. 26.128.1994.を改変

図14　運動と免疫機能に関するJカーブ

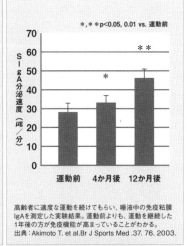

過激な運動は健康に悪い

一方、過度な運動をしてしまうと、免疫機能を低下させます。激しいトレーニングを継続しているスポーツ選手は、一般の人より3倍も風邪に罹かりやすいといわれています。過激な運動やトレーニングは、身体への負荷を増加させ、それによってストレスホルモンであるコルチゾールの分泌が増加することがあります。過度なストレスは免疫系に対する負荷となり、一時的に免疫応答が低下する可能性があります。

また、過激な運動によって筋肉がダメージを受け、回復に時間がかかる場合、疲労が蓄積することがあります。疲労は免疫系の適切な機能を妨げる可能性があります。そして過激な運動は一時的に炎症反応を引き起こすことがあります。これは筋肉の修復や成長に関連していますが、過度な炎症が持続すると免疫系に影響を与える可能性があります。

適切な栄養摂取が行われない場合、免疫細胞の適切な機能が妨げられる可能性があります。過激な運動を行う場合、適切な栄養補給が重要です。過度な運動は過トレーニングとして知られ、免疫系に悪影響を及ぼす可能性があります。過度の運動は体力だけでなく、免疫系にも負荷をかけるため、免疫機能の低下が起こることがあります。

「運動と健康」15年以上続けた研究でついに証明

従来、健康づくりにおいては、運動が効果的であることは周知の事実でしたが、「どのような運動を、どの程度行えばよいのか」については、あまり言及されませんでした。15年以上にわたる膨大なデータによって、これを明らかにしたのが「中之条研究」です。さらにその成果として、健康維持・増進、健康寿命の延伸に向けて、日本の医療費の3分の2以上を占める11の病気・病態ごとに、それぞれの予防基準を示しました。

この研究によって、現在では、単に歩く（歩数）だけでは十分ではなく、歩く質（強度）も重要であることがわかっています。健康維持・増進、健康寿命の延伸には、1年間の1日平均歩数が8000歩以上で、その内、その人にとっての中強度活動（速歩きなど）時間が20分以上含まれていることが期待されます。また、我が国の医療費の3分の2を占めるといわれる11の病気・病態の予防基準についても、日常の身体活動の量（歩数）と質（中強度活動時間）で説明できるようになりました。

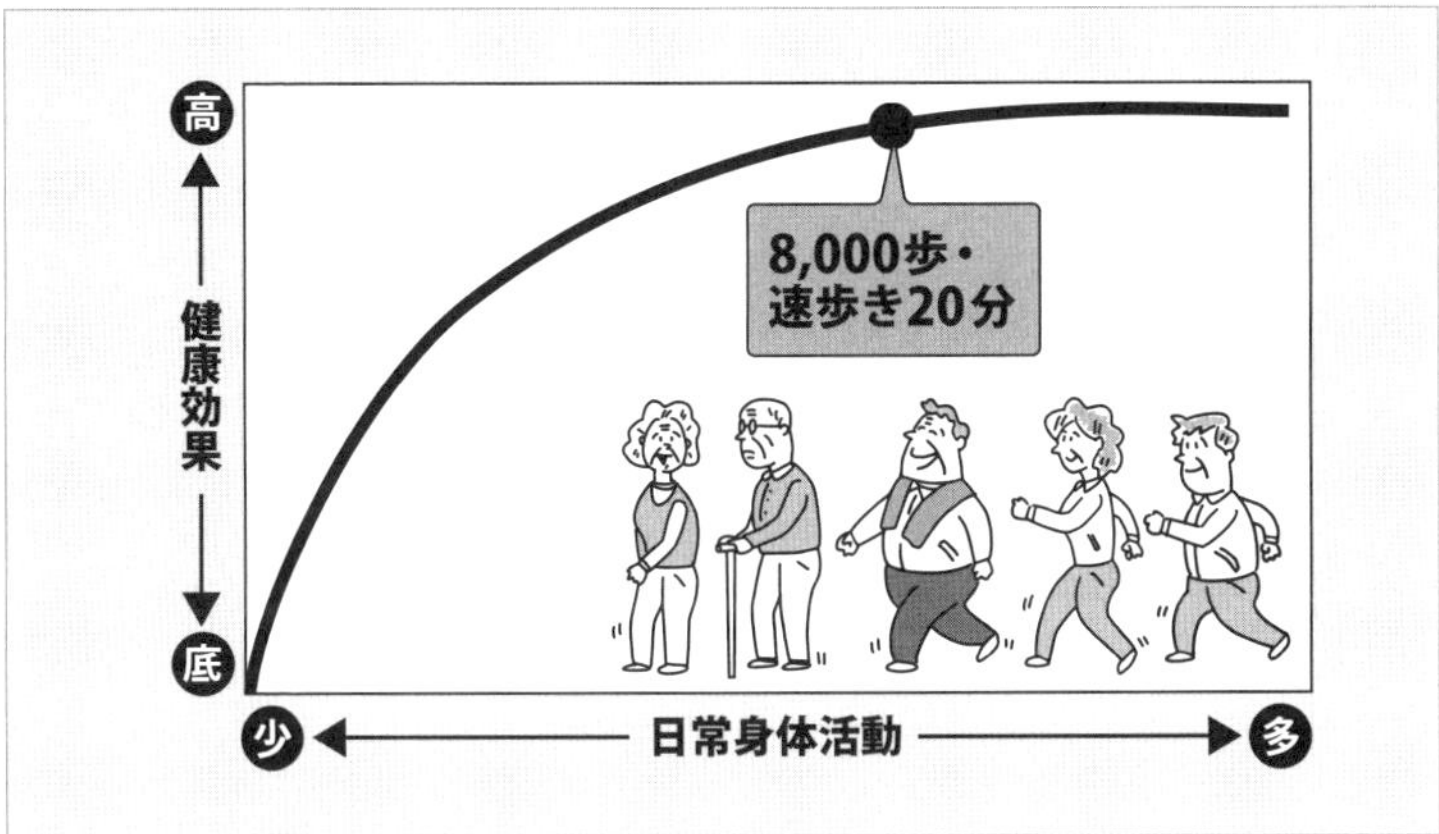

図15　日常身体活動（歩数・中強度活動時間）と健康効果の関係

表2　1日当たりの「歩数」「中強度活動（早歩き）時間」と
予防（改善）出来る病気・病態」

歩数	速歩き時間	予防できる病気・病態
2,000歩	0分	●ねたきり
4,000歩	5分	●うつ病
5,000歩	7.5分	●要支援・要介護　●認知症（血管性認知症、アルツハイマー病） ●心疾患（狭心症、心筋梗塞）　●脳卒中（脳梗塞、脳出血、くも膜下出血）
7,000歩	15分	●がん（結腸がん、直腸がん、肺がん、乳がん、子宮内膜がん） ●動脈硬化　●骨粗しょう症　●骨折
7,500歩	17.5分	●筋減少症　●体力の低下（特に75歳以上の下肢筋力や歩行速度）
8,000歩	20分	●高血圧症　●糖尿病　●脂質異常症 ●メタボリックシンドローム（75歳以上の場合）
9,000歩	25分	●高血圧（75歳以上の場合）　●高血糖
10,000歩	30分	●メタボリックシンドローム（75歳未満の場合）
12,000歩	40分	●肥満

資料提供：青栁幸利氏

筋肉から分泌するマイオカイン

２００３年にマイオカインという筋肉から出る物質が発見されました。

マイオカインとは、筋肉から分泌される細胞因子のことです。筋肉の収縮に関与するタンパク質や代謝物質、炎症反応に関わるサイトカインなどが含まれています。マイオカインには、インスリン感受性を改善する効果があるものや、脂肪細胞の分化を促進するものなど、さまざまな生理活性が報告されています。また、運動による筋肉の収縮やストレスによる筋肉の損傷に応じて分泌が調節されるため、筋肉と全身の代謝や免疫系の調節に関わる重要な役割を果たしています。最近では、マイオカインががんや糖尿病、心血管疾患などの疾患の予防や治療にも応用される可能性が注目されています。

マイオカインは、筋肉が収縮や運動の際に分泌するサイトカイン（細胞外シグナル分子）の一種です。これらの分子は、筋肉から体全体に影響を及ぼすことがあり、免疫系とも関連があります。以下に、マイオカインと免疫の関係について詳しく説明します。

一部のマイオカインは、抗炎症作用を持つことが知られています。これらのマイオカインは、炎症反応を調節し、免疫応答を抑制する可能性があります。特定の疾患や炎症性疾患において、マイオカインが免疫系の調節に寄与することが示唆されています。

マイオカインは免疫細胞にも影響を与えることがあります。例えば、運動によって分泌されるマイオカインは、免疫細胞の活性化や移動を調節することがあり、免疫応答に影響を及ぼす可能性があります。

マイオカインは体内の代謝を調節する役割も果たすことがあり、これは免疫系と密接に関連しています。免疫細胞はエネルギーを必要とし、代謝活動が免疫応答に影響を与えるため、マイオカインが代謝調節に寄与することが考えられます。

運動自体が免疫系に影響を与えることが知られており、マイオカインはその中間体として機能することがあります。運動によって分泌されたマイオカインが、免疫応答の改善や免疫機能の向上に寄与することが報告されています。

つまりマイオカインは免疫系と密接に関連しており、運動や筋肉活動によって免疫応答に影響を与える可能性があるとされています。しかし、この分野の研究はまだ進行中であり、具体的なメカニズムや影響についてはさらなる研究が必要です。

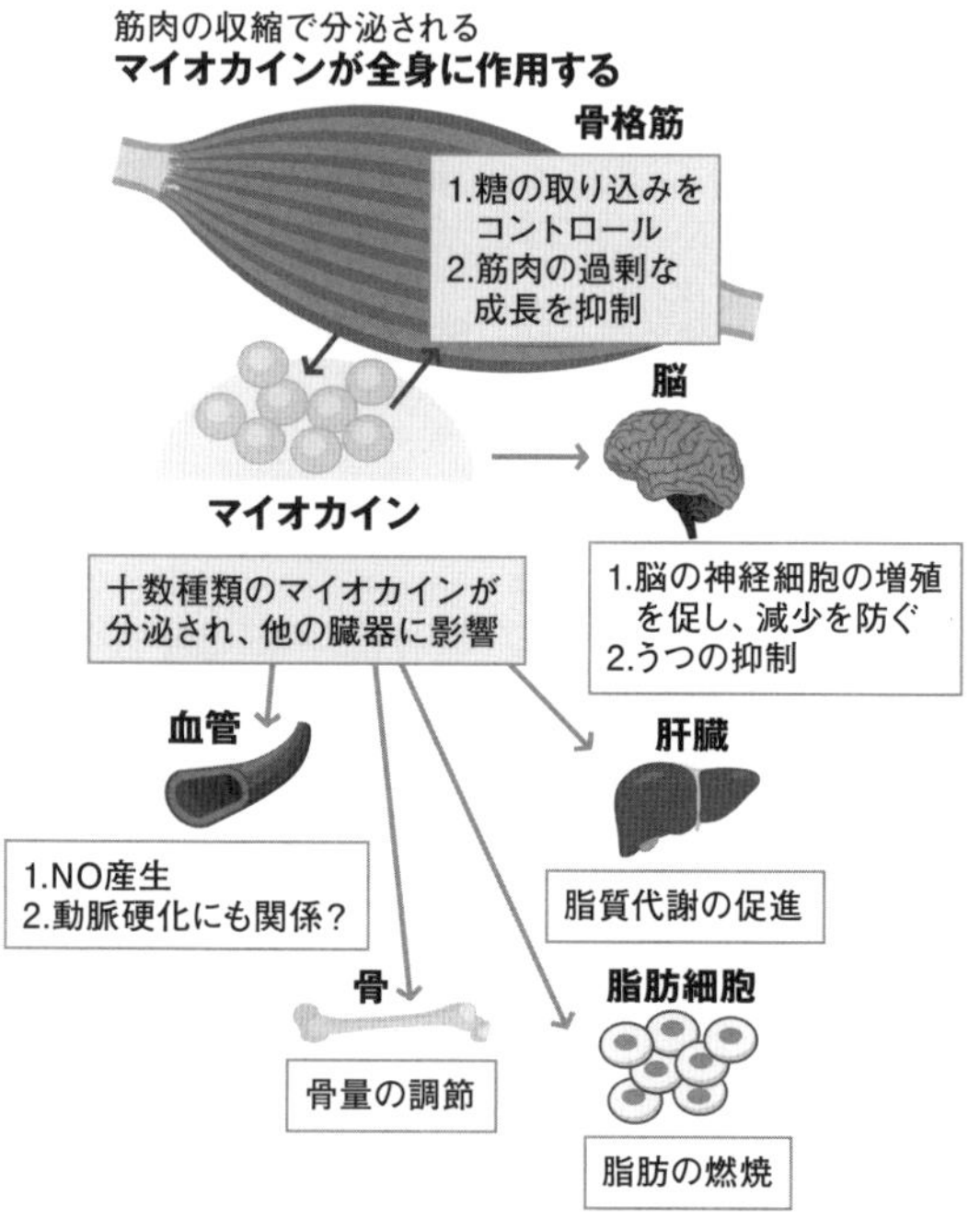

- **2003年にマイオカイン、発見**
- **筋肉から出る「マイオカイン」という抗老化ホルモン**
- **マイオカインは筋肉の収縮により分泌**
- **各臓器への刺激（運動の実施）**
- **どんどん体を動かして、老化防止**
- **免疫バランスにも影響**
- **健康と長寿に関連する多くの効果**
- **決して激しすぎない程度で**

運動こそ最高の〝老化予防薬〟注目の抗老化ホルモン・マイオカインを増やすコツ
：医療・健康トレンドピックアップ：日経Goody（グッディ）（nikkei.co.jp）

図16　筋肉の維持（マイオカイン）

睡眠不足は万病のもと

睡眠不足が免疫に影響を与えることは科学的に確認されています。睡眠は免疫システムにとって非常に重要な役割を果たしており、十分な睡眠をとることは健康な免疫機能を維持するために不可欠です。

睡眠中に免疫細胞が活発になり、体内の異物や感染症に対抗する役割を果たします。睡眠不足の場合、免疫細胞の数や活性が減少する可能性があり、これにより感染症に対する防御機能が低下します。

睡眠不足は体内の炎症を増加させることがあります。慢性的な炎症は免疫システムに負担をかけ、疾患のリスクを高めることがあります。また、睡眠不足はストレスホルモンであるコルチゾールの分泌を増加させることがあります。高いコルチゾールレベルは免疫システムを抑制し、感染に対する耐性を低下させる可能性があります。

睡眠不足は抗炎症作用を持つサイトカイン（特定のタンパク質）の産生を減少させることがあります。これにより、体が炎症に適切に対応できなくなります。

したがって、十分な睡眠を確保することは、免疫システムを健康に保ち、感染症や炎症性疾患のリスクを軽減するために重要です。一般的な目安として、成人は毎晩約6～8時間の睡眠をとるべきです。不規則な睡眠パターンや慢性的な睡眠不足は、免疫機能に悪影響を及ぼす可能性があるため、健康的な生活習慣を確立することが大切です。

健康な睡眠にはコツがある

健康な睡眠を促進するためのヒントは以下の通りです。

同じ時間に寝床に入り、同じ時間に起きるといった規則的な睡眠スケジュールを確立することで、体内時計を調整しやすくなります。週末でもできるだけ平日とスケジュールを変えないようにしましょう。

寝室は暗く、静かで、涼しい温度に保つことが大切です。また、快適なマットレスや枕を選ぶことも重要です。快適な寝室環境を整えましょう。

スマートフォンやコンピューターなどのデジタルデバイスから寝る1時間前に離れることを心がけましょう。これらのデバイスから発せられるブルーライトは眠りを妨げる可能性があります。

寝る前に大量の食事を避け、軽食を摂ることがよいです。特にカフェインやアルコールは避けましょう。ストレスを軽減するためにリラクゼーション技法を試してみましょう。深呼吸、瞑想、ヨガなどが効果的です。運動は睡眠の質を向上させる助けになりますが、寝る直前に激しい運動をするのは避けましょう。運動は日中に行いましょう。午後や夕方にカフェインを摂取すると、夜の睡眠に影響を及ぼすことがあります。カフェイン摂取には注意しましょう。

アラーム時計を目の届く位置に置かないようにしましょう。これにより、夜中に時計を見てしまうことを避けることができます。

睡眠サイクルや質をモニタリングするアプリやデバイスを使用することで、自分の睡眠パターンを理解し、改善策を見つけるのに役立ちます。

睡眠の問題が慢性的である場合、専門家である睡眠医師や精神保健専門家の助けを求めることが重要です。

これらのヒントを実践することで、健康な睡眠習慣を築くのに役立つでしょう。ただし、個人差があるため、自分に合った方法を見つけることが大切です。

体温を高めに保てば免疫の防御機能が高まる

体温は個人や状況によってわずかに異なることがありますが、通常、36・5度から37度の範囲にある場合、免疫系が正常に機能しやすいとされています。

体温が適切な範囲に保たれることは、免疫系の正常な機能に重要です。免疫系は異物や感染症に対抗する際に、特に白血球の活動に体温が影響を与えることがあります。適切な体温は酵素反応や免疫応答を正常に保ち、病原体に対する防御機能を最適化するのに役立ちます。

ただし、個人差があり、37度を少し上回る程度の体温の変動は通常、大きな問題を引き起こすものではありません。重要なのは、体温が極端に高い（発熱がある）場合や極端に低い（低体温症）場合、それが免疫系や全体の健康に影響を与える可能性があることです。

入浴の仕方で免疫に変化あり

入浴法は免疫システムに影響を与えることがありますが、その影響は複雑で個人によって異なります。以下に、入浴法と免疫に関連するいくつかのポイントを説明します。

適切な温度のお風呂に入ることは、体温を適切に保ち、免疫システムの正常な機能をサポートする重要な要素です。適度な温水浴は、血行を促進し、体温を適切に維持するのに役立ちます。寒冷な水に入ることは、一時的に免疫システムを活性化させることがありますが、長時間にわたって行うことは体に負担をかける可能性があります。

リラックスした入浴は、ストレスホルモンであるコルチゾールのレベルを低下させ、免疫システムに有益な影響を与えることがあります。長期的な慢性ストレスは免疫システムを弱める可能性があるため、ストレスの軽減は免疫機能を向上させるのに役立ちます。

一部の研究によれば、温熱療法（温泉、サウナなど）が免疫システムに一時的な刺激を与え、免疫応答を向上させる可能性があるとされています。ただし、これらの効果は一時的であり、長期的な影響はまだよく理解されていません。

入浴は日常的な衛生習慣の一部として、感染症の予防に寄与します。適切な洗浄と手洗いは、病原体の感染を防ぐために免疫システムを補完します。

総括すると、入浴法は免疫システムに影響を与える要因の一部であり、適切な温水浴とリラックスは免疫機能をサポートするのに役立ちます。ただし、入浴法だけが免疫システムの健康に影響を与えるわけではなく、食事、運動、ストレス管理などの他の健康的な生活習慣も重要です。免疫システムを強化またはサポートしたい場合は、バランスの取れた生活習慣を維持することが重要です。

おすすめの入浴剤「重炭酸温浴」

炭酸泉は体の芯から温まり、血行促進、冷え、肩こり、痛風、筋肉痛の改善、自律神経の安定などが期待されます。

ヨーロッパの天然炭酸泉は「心臓の湯」と呼ばれ、健康保険が適用されるほど医療分野で活用されています。また、美容効果も高くヘッドスパや化粧品などにも活用されていますが、実は重要なのは水に溶け難く数分で空気中に飛んでしまう「炭酸ガス」ではなく、炭酸ガスが湯中に溶け出すと同時に「重炭酸イオン」に変化していたことだと言われています。

ドイツや大分の長湯温泉などの自然炭酸泉のpHを調べてみると、6・7から7・1の中性pHです。このpHでは炭酸ガスが湯の中で、ほとんどが「重炭酸イオン」に変化しています。この「重炭酸イオン」が自然炭酸泉の温浴効果や清浄効果を高め、血流を上げ、お肌をスベスベにし、体を温めているものと考えられています。大事なのは炭酸ガスではなく重炭酸イオンとクエン酸イオンです。

これまで炭酸泉が体にいい理由は炭酸ガスの泡だと固く信じられてきました。しかし、炭酸ガスは直接皮膚から取り込まれるのではなく、湯中で重炭酸イオンに変化して取り込まれることがわかってきました。また、お湯のpHも中性に近いほうが体に取り込まれる効果が高いこともわかってきました。

「中性重炭酸イオン水温浴」は、血管内皮への一酸化窒素（NO）産生促進により血流が促進され、体温の上昇とともに冷え・睡眠の質改善が確認され、この結果から血行不良に伴う循環器領域のさまざまな臨床症状改善への可能性が示されました。

重炭酸温浴は免疫バランスに非常に良い効果が期待できます。体温上昇することにより腸管が温まり、酪酸菌などの善玉菌が増えます。善玉菌が作る短鎖脂肪酸により制御性の免疫系が活性化して腸管免疫の免疫バランスが改善され炎症状態になりがちな腸内の環境状態が改善されます。また、体が温まることにより体中の免疫担当細胞の動きがよくなり、全体的な免疫がアップするとともに粘膜免疫も強化されます。皮膚から吸収する重炭酸イオンが一酸化窒素を血管内にたくさん作り血管が拡張されます。

その結果、さらに血流量がアップします。重炭酸イオンはマクロファージの活性化にも働き自然免疫も強化します。体が温まりリラックスして副交感神経が優位になり、リンパ球もさらに活性化され獲得免疫も活発になります。つまり、重炭酸温浴により、粘膜免疫、自然免疫、腸管免疫、さらに、獲得免疫すべての活性化が期待できます。

他にも、

①芯から温まる温泉効果
②老廃物を除去する美肌効果
③アスリートも絶賛の回復力
④皮脂汚れを除去そして消臭

といった効果もあります。

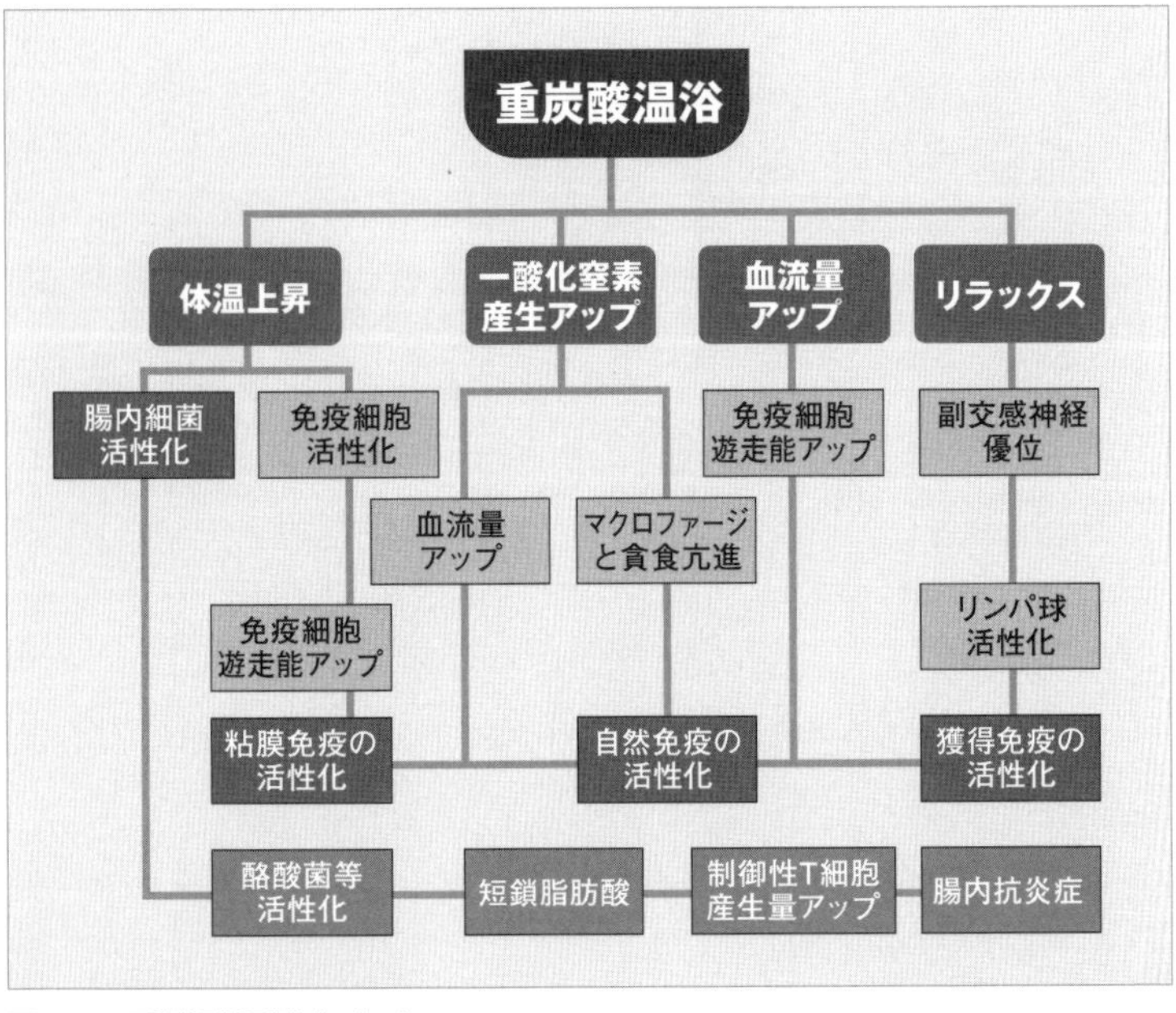

図17　重炭酸温浴と免疫

低体温が持続すると免疫はピンチ

低体温は免疫への影響を及ぼす可能性があります。体温は免疫機能に重要な役割を果たしており、正常な体温状態は免疫応答の適切な機能を保つために必要です。以下に、低体温が免疫へ与える可能性のある影響を説明します。

低体温は免疫応答を妨げる可能性があります。免疫系の一部である白血球や免疫因子は、体温が正常範囲内に保たれることで最適な機能を発揮します。低体温が持続すると、これらの細胞や因子の活性化や機能が低下する可能性があります。

低体温の状態では、免疫系が感染症に対する防御機能を低下させる可能性があります。病原体への免疫応答が遅くなったり、弱まったりすることで、感染症に対する抵抗力が低下します。

体温は免疫応答の調節にも関与しています。低体温が持続すると、免疫系の調節が乱れる可能性があります。これにより、自己免疫疾患や慢性炎症のリスクが高まることが考えられます。

冷え性の種類と治療法

冷え性は病気ではなく、自律神経と密接な関係があります。体温をコントロールしている自律神経のバランスが崩れると、血流が悪くなり、冷え性となることがあります。冷え性とは、手足や腰など、特定の部分や全身が冷たい状態にあることを言います。冷え性は体温が低い「低体温」とは違います。

冷え性の原因は、ストレスなどにより交感神経と副交感神経の切り替えがうまくいかなくなり、寒暖のコントロールができなくなることにあります。

- **女性が男性に比べて筋肉量が少ないこと**
- **妊娠や更年期**
- **締め付けられる服装が多いこと**
- **貧血や低血圧の人が多いこと**
- **月経などで腹部の血流が滞りやすいこと**

表3　冷え性の症状と治療

冷え性の症状	冷え性の疑い	冷え性の治療
手足・腰など特定の部分の冷え	体が硬い	食事
肩・首のこり	体が痛い	運動
腹痛・下痢	動きにくい	室温の調節
不眠	温かいものを飲んだり食べたりしたい	服装
免疫力低下	朝、布団の中で触ってみると脇よりもお腹の方が冷たい	ストレス解消
生理痛・生理不順		入浴
むくみ		マッサージ

生活リズムで自律神経を整える

生活のリズムと自律神経の関係は非常に密接です。自律神経は、体内の自律的な調節機能を担う神経であり、自律神経の働きは生体リズムと密接に関連しています。具体的には、自律神経は、心拍数、呼吸、体温、血圧、消化、代謝などの自動的な機能を調整しています。これらの機能は、体内時計によって調節され、規則的な生活リズムを保つことで最適な状態に維持されます。

逆に、不規則な生活リズムや睡眠不足は、自律神経のバランスを崩し、ストレスホルモンの分泌や免疫機能の低下など、さまざまな健康上の問題を引き起こすことがあります。例えば、夜型生活を送る人は、昼夜逆転や睡眠障害を引き起こしやすく、自律神経の乱れによって慢性的な疲れや不安、うつ病などの精神的な問題を抱えることがあります。

したがって、健康な生活を送るためには、規則的な生活リズムを維持し、適切な睡眠時間を確保することが重要です。また、運動や食事などの生活習慣も自律神経の調整に関与しているため、バランスの取れた生活を送ることが健康維持には不可欠です。

① **朝のルーティン**

多くの人は朝早く起きて、朝日を浴び、一日を始めるための活動を行います。これには起床、身支度、朝食の準備、仕事や学校への出発などが含まれます。朝日を浴びることは睡眠中のメラトニンから昼間のコルチゾールへの切り替えのために非常に重要です。

② **日中の活動**

多くの人は、昼間は仕事や学校、家事、外出などの活動に取り組んでいます。これには仕事や学校での勤務時間、ランチの時間、社交活動や趣味に費やす時間などが含まれます。

③ **夕方のリラックス**

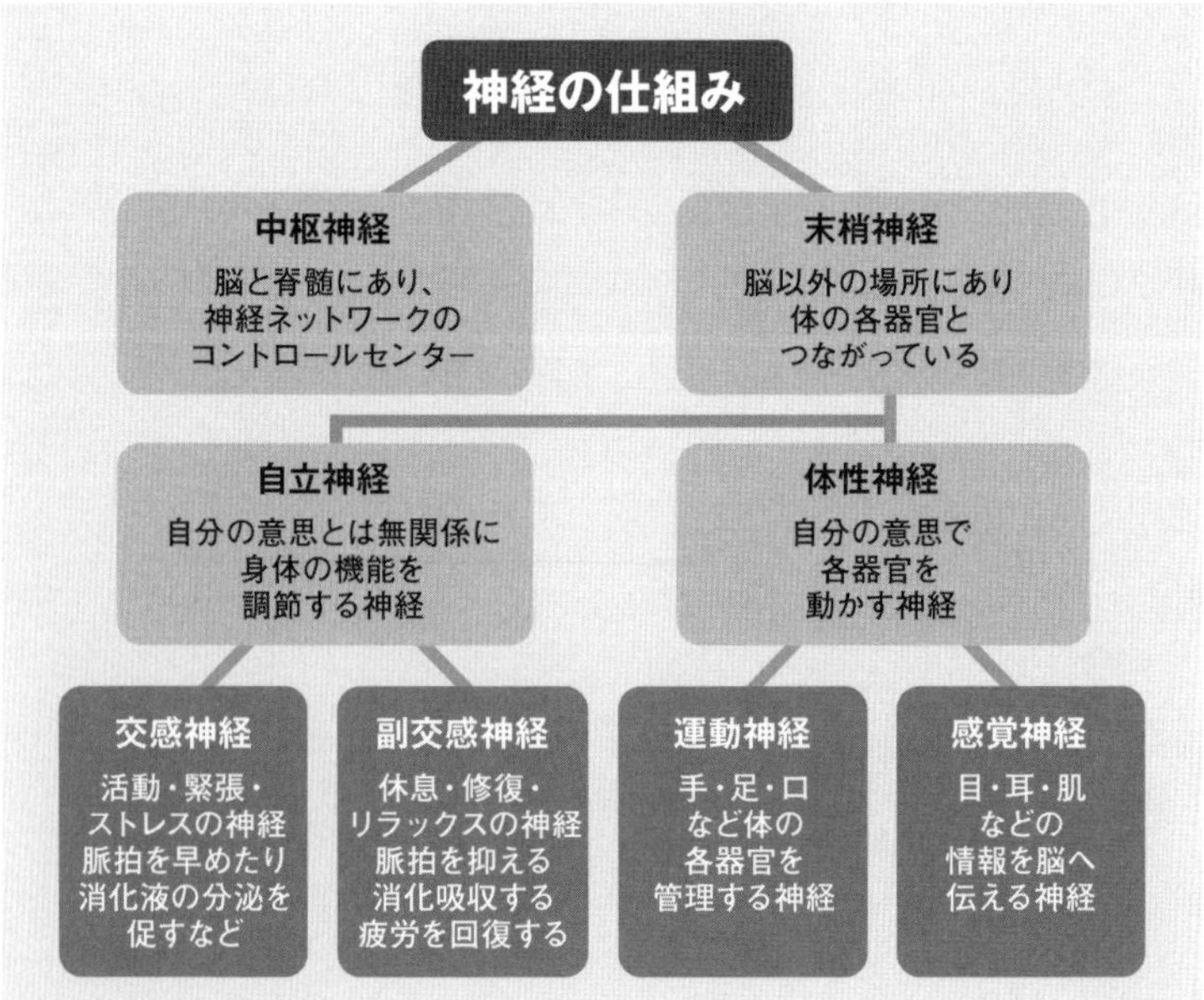

神経の仕組み
中枢神経
脳と脊髄にあり、
神経ネットワークの
コントロールセンター
末梢神経
脳以外の場所にあり
体の各器官と
つながっている
自立神経
自分の意思とは無関係に
身体の機能を
調節する神経
体性神経
自分の意思で
各器官を
動かす神経
交感神経
活動・緊張・
ストレスの神経
脈拍を早めたり
消化液の分泌を
促すなど
副交感神経
休息・修復・
リラックスの神経
脈拍を抑える
消化吸収する
疲労を回復する
運動神経
手・足・口
など体の
各器官を
管理する神経
感覚神経
目・耳・肌
などの
情報を脳へ
伝える神経

図18　神経の仕組み

夕方になると、人々は一日の疲れを癒やすためにリラックスする時間を持つことが多いです。これには家族や友人との交流、レジャーアクティビティ、趣味の追求、スポーツやエクササイズなどが含まれます。

④ 夜のルーティン

夜になると、人々は晩ごはんの準備、家族との時間、個人のリラックスタイムなどを過ごすことが一般的です。これには夕食、家族との会話やテレビ視聴、読書、風呂に入るなどが含まれます。

⑤ 睡眠

人々は夜には睡眠をとります。寝る前の準備や就寝時間は個人によって異なります。一般的には、睡眠をとるために十分な時間を確保することが重要です。

ただし、人々の生活リズムは職業やライフスタイル、地域の文化などによって　異なる場合があります。また、個人の好みや必要に応じて、この一般的なパターンから逸脱することもあります。さらに、人々の生活リズムが自律神経、ホルモン、そして免疫などに大きな影響を与えていることを再確認することが大切です。

自律神経の働きを理解しよう

前にも少し触れましたが、自律神経は自分の意思とは関係なく刺激や情報に反応して、体の機能をコントロールしています。逆にいえば、意識してもできないことを担当するのが自律神経です。

眠っているときに呼吸する、血液を流す、胃で食べ物を消化する、腸で栄養を吸収する、老廃物や疲労物質を集めて便や尿で排泄する、などはすべて自律神経の働きです。

自律神経は正反対の働きをする交感神経と副交感神経の2つから成り立っています。

① **交感神経** 活動・緊張・ストレスを感じている時（昼間の活動中）。顆粒球を中心とした自然免疫が稼働する。

② **副交感神経** 休息・修復・リラックスしている時（夜間の睡眠中）。リンパ球の獲得免疫が稼働する。

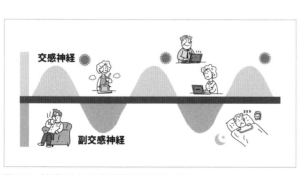

図19　健康な人の自律神経バランス

体内時計を正しくセットするには

体内にある時計は約1日の周期である概日リズム（サーカディアンリズム）や、それ以外に性周期リズムや季節性周期リズムなどが知られています。

体内時計とは概日リズムを指すことが一般的です。約1日の周期というのは、ヒトの場合、24時間より15～20分程度長いです。ところが、地球の自転は24時間ですので、ヒトの場合は時計の針を毎日15～20分ほど進める刺激が必要となります。

体内時計を動かす外界の刺激を同調刺激と呼び、①**光**、②**温度刺激**、③**食事**、④**運動**、⑤**ストレス刺激**などがあります。

体内時計を動かす元は時計遺伝子と呼ばれるもので、脳の視床下部の視交叉上核と呼ばれる主時計に時計遺伝子は発現しています。末梢時計は肝臓、すい臓、肺、腎臓、あるいは骨格筋などの 末梢組織で発現しています。

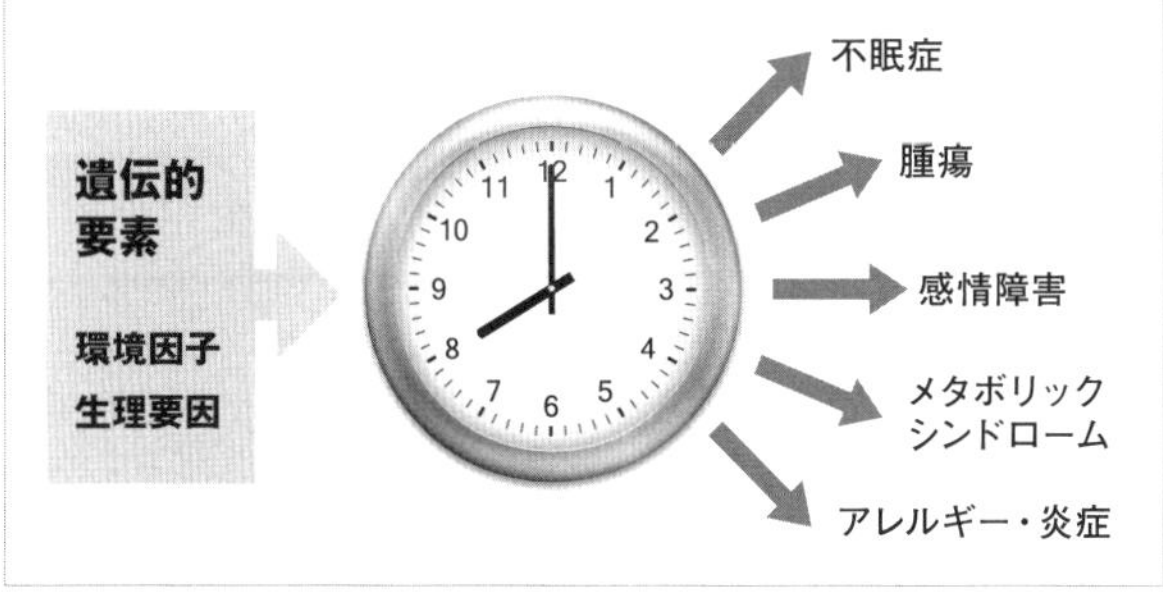

図20　概日リズム

概日リズムは遺伝的要素、環境因子、そして、生理要因で決まります。リズムが乱れると不眠症、腫瘍、感情障害、メタボリックシンドローム、さらにアレルギー・炎症などを誘発します。

体内時計の分子生理学的仕組みでジェフェリー・ホール博士、マイケル・ロスバッシュ博士、マイケル・ヤング博士が2017年ノーベル医学・生理学賞を受賞しています。

体内時計は光への暴露で同期されます。寝る前の光刺激は、体内時計の中枢へ伝達され、体は寝ているのに脳を含む各臓器は覚醒時と同じ反応をしてしまい、正常なサイクルが阻害されます。

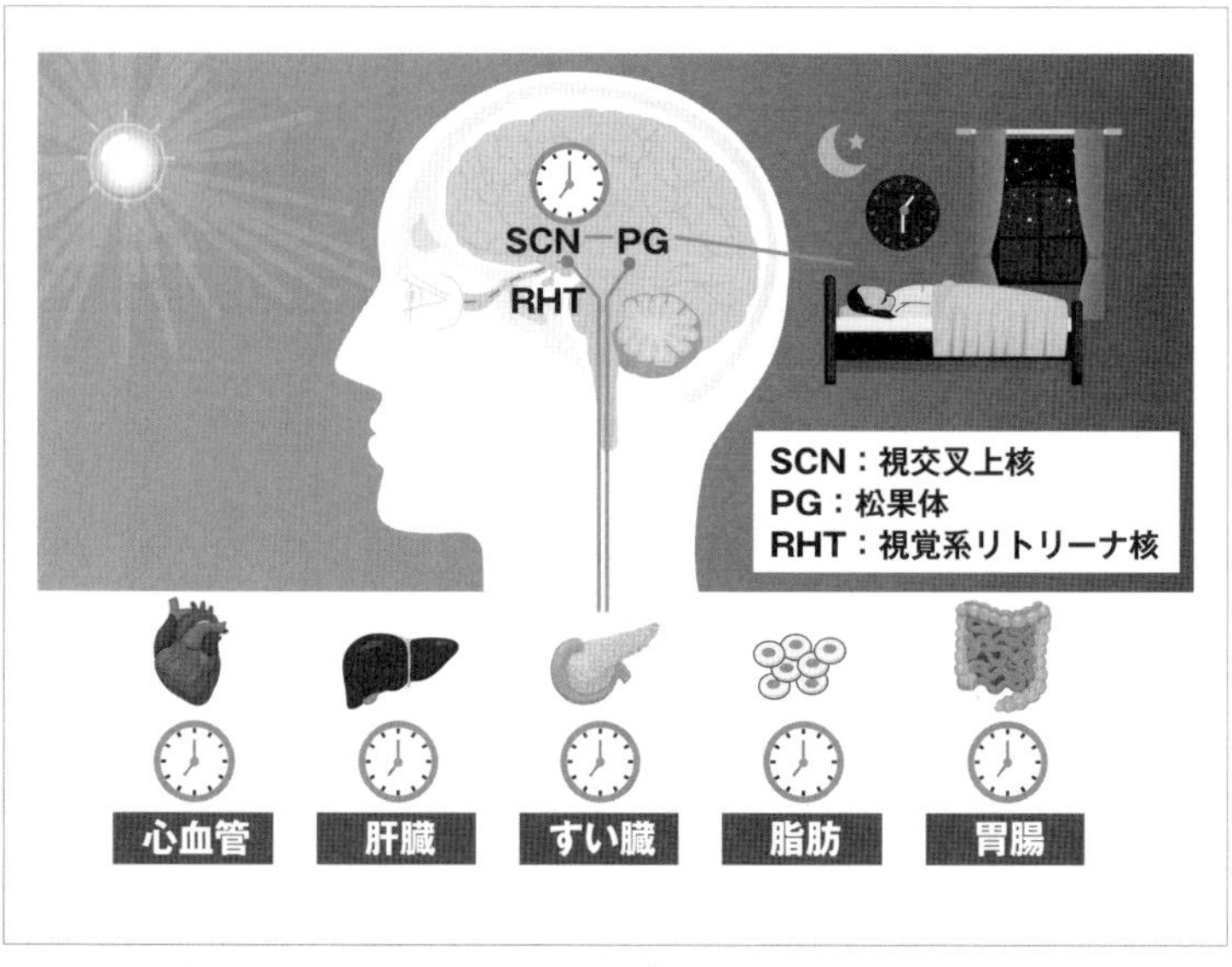

図21　体内時計と各臓器の時計

生活リズムとホルモンと睡眠

睡眠中は副交感神経が優位となり、リンパ球を中心とした獲得免疫が働きます。昼間は交感神経が優位となり、顆粒球を中心とした自然免疫が働きます。

人間の体が刻む1日24時間のリズムは、ホルモンの分泌で調整されています。「メラトニン」と「セロトニン」という2種類のホルモンの分泌量が1日の中で変化することにより、自然に眠くなり、一定の睡眠時間の後に起床を迎えます。

「メラトニン」は体内時計を調整し、睡眠のサイクルを形成するホルモンです。明るい光により分泌量が減少し、光がなくなることで分泌量が増加し、眠気を催させます。起床時に最も分泌量が少なく、起床後15時間から増加し始めることで毎日の睡眠サイクルを作り出しています。

「セロトニン」はアミノ酸のトリプトファンから作られ、メラトニンの原料となるホルモンです。気分を穏やかにしてくれる働きがあります。セロトニンもメラトニンと同様に、24時間のリズムを刻む体内時計の調整を行っており、起床と就寝のサイクルを形成するために欠かせません。

メラトニンを減らして体を活動状態にするためには、起きてすぐに朝日を浴びることが大切です。メラトニン分泌量は網膜から入る光によって調整されます。朝日を浴びることでメラトニンの分泌量が減少すれば、約15時間後に分泌量が増え、スムーズな入眠につながり、良質な睡眠が得られるでしょう。

セロトニンを作り出すためには、「トリプトファン」というアミノ酸を摂取するようにしてください。トリプトファンはセロトニンの原料となる栄養素で、肉・魚・大豆製品・乳製品・ナッツ類などから摂取できます。朝食でトリプトファンを摂取すれば、昼間のセロトニンと夜間のホルモン分泌に効果的です。これらのことから朝食は非常に大切です。

リズム運動を習慣にすることで、毎日のホルモン分泌を正常化させることができます。リズム運動とは規

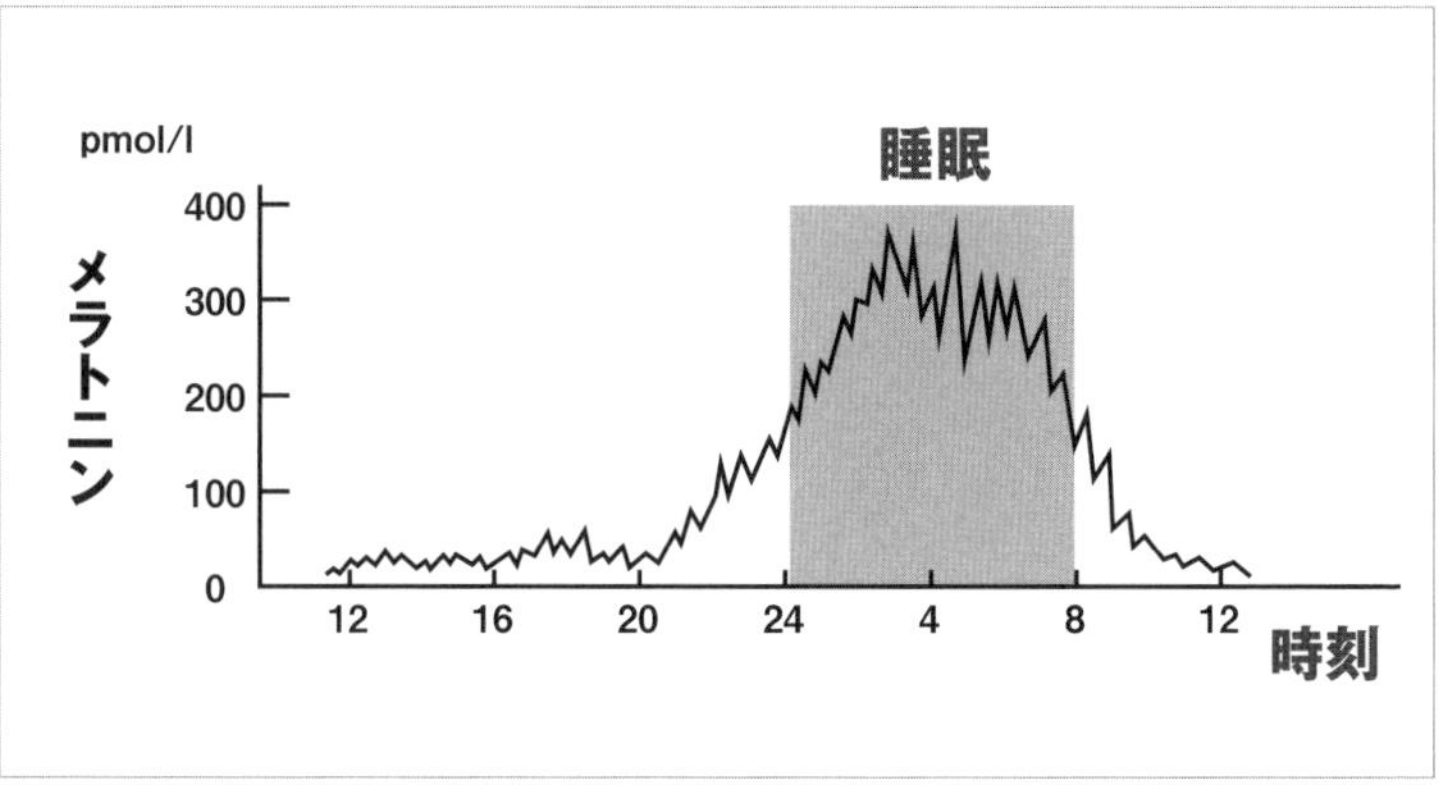

図22　メラトニンと睡眠

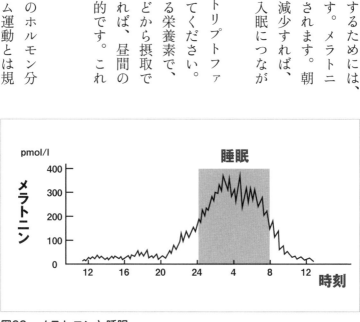

則正しいリズムを刻む運動のことで、朝食をとり咀嚼する、自転車をこぐ、ガムを噛む、丹田呼吸法などのこと。リズム運動は体に適度な疲労感を与え、セロトニン分泌を促すことから眠りに効果が期待できます。

セロトニンは笑い声を出したときに増えます。笑う時間を増やすことは快眠にもつながります。本当に楽しくて笑えればいちばんよいのですが、楽しくなくても笑顔を作り、笑い声を出すだけでセロトニンの分泌量は増加します。

就寝前のメラトニン分泌量を増やすためには、照明を暗くすることをおすすめします。最初に解説したように、メラトニンは「網膜から入る光」で分泌量が調整されるためです。部屋の照明を暗くし、スマホやパソコンなどの強い光は避けることが快眠につながります。

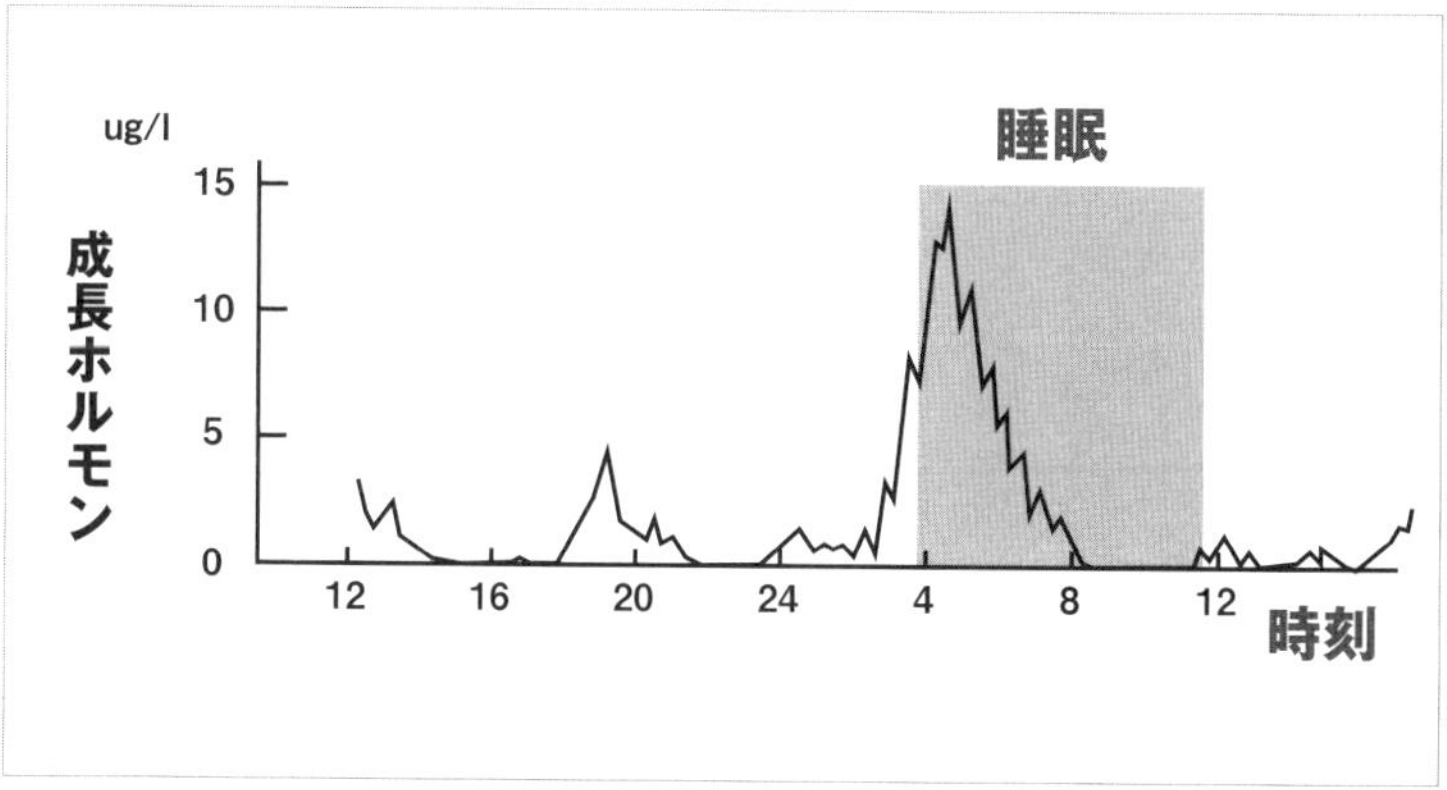

図23　成長ホルモンと睡眠

「寝る子は育つ」正体は成長ホルモン

成長ホルモンは脳下垂体から分泌されますが、寝入りばなの深いノンレム睡眠時に集中して分泌されます。

発育期の子どもでは身体の成長に、成人では組織の損傷を修復することで疲労回復に役立っています。「寝る子は育つ」ということわざは、こうした事実に裏づけされます。

コルチゾールは副腎から分泌されるホルモンで、代謝促進作用をもち、ストレスに応じて分泌量が増大します。環境の急激な変化等の緊急事態に対し、利用できるエネルギーを体内に準備する働きをします。覚醒直前に最大値になることから、覚醒後の肉体的・物理的なストレスに対して身体の準備を整えているとみられます。

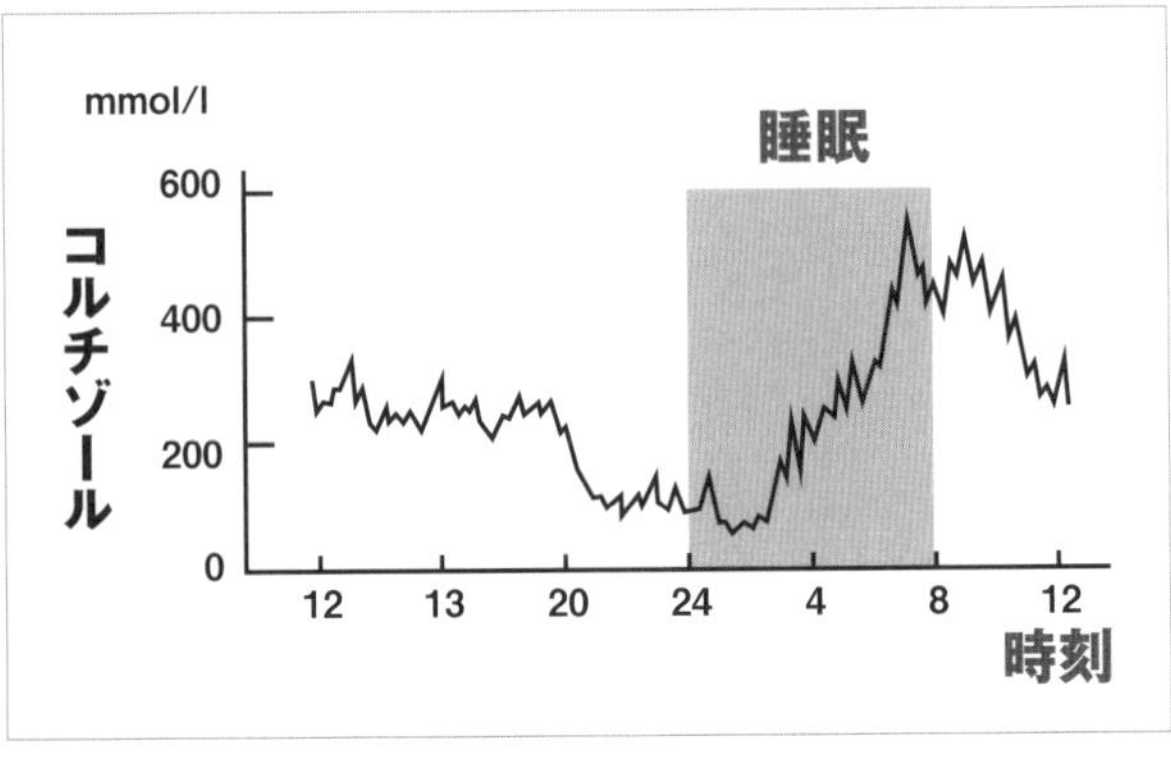

図24　コルチゾールと睡眠

日光浴には多くの健康メリットがある

紫外線でもB波を浴びると、体内でビタミンDが生成されます。日焼けマシーンはA波なので、B波を浴びるには自然の太陽光を浴びる必要があります。ビタミンDは小腸がカルシウムを吸収するのをサポートして、尿とともに排出されるのを防ぎます。カルシウムは体内に吸収されにくいため、ビタミンDが必要不可欠なのです。ビタミンDの数値が正常なら、糖尿病やがん、高血圧の予防につながるという研究結果も出ています。

つまり、健康的な生活を送るために、ビタミンDは非常に重要です。現代の人は紫外線を避ける傾向があるため、日光を浴びることを意識してビタミンDを生成するようにしましょう。日光浴をすることで健康を維持し続けることができるのです。

では日光浴にはどのような効果があるのでしょうか。次に列挙します。**①骨を健康にする、②筋肉を強化する、③免疫力をアップする、④糖尿病や心臓疾患、高血圧のリスクを下げる、⑤がんを予防する、⑥病気知らずで長生きできる、⑦新陳代謝を上げる、⑧ダイエット効果、⑨うつ病予防、⑩認知症予防。**これだけの効果があるのですから、「美白」にこだわって日射しを避けすぎるのもどうかと思います。

幸福を感じるのはホルモンのおかげ

幸福ホルモンは、心身の健康に重要な役割を果たすと考えられています。幸福ホルモンが適切なバランスで分泌され、精神的な安定感や幸福感をサポートすることは、健康と長寿に寄与する要素のひとつと言えるでしょう。ストレスの軽減、適切な栄養、運動、良い人間関係などが幸福ホルモンのバランスを維持するのに役立つことが示唆されています。

また、心の健康に対する意識的な取り組みも、幸福ホルモンのバランスをサポートするのに役立つかもしれません。重要な幸福ホルモンとしては、**①成功・達成感を感じるドーパミン、②心と体の健康による幸せを感じるセロトニン、**それから、**③人とのつながりによる幸せを実感するオキシトシン**があります。

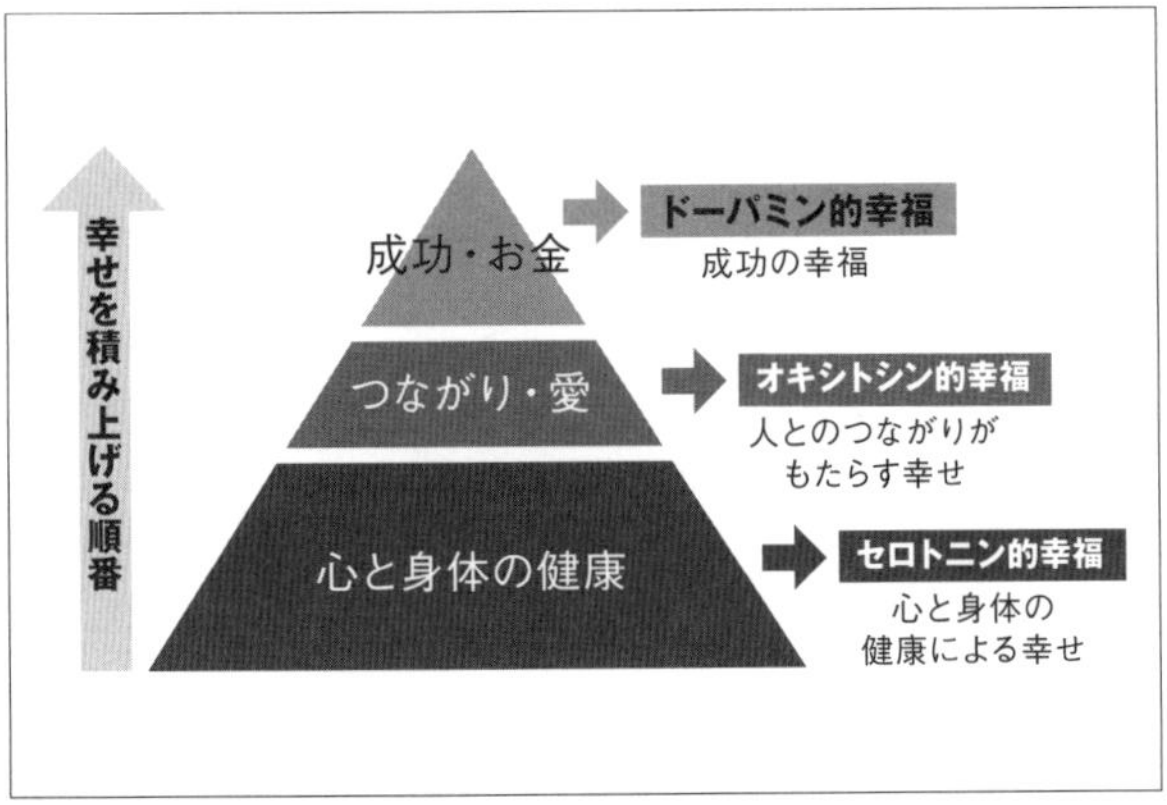

図25　幸せの三段重理論

笑うと免疫細胞が活性化する

少し古い研究ですが、1991年、吉本興業の「なんばグランド花月」で、がん患者を含む19人（20〜62歳）に漫才、漫談、吉本新喜劇（計3時間）を鑑賞してもらい、その前後で血液採取を行い、血中のナチュラルキラー（NK）細胞の活性度を調べました。

あわせて、免疫システムのバランス力（CD4／8比）の変化も調べました。これが低すぎるとがんに対抗する抵抗力が弱く、高すぎると自分自身の身体を破壊する病気（リウマチ、膠原病など）になりやすくなります。

調査の結果、NK細胞の活性度は参加者の7割以上で上昇が認められました。また、バランス力は基準値よりも低すぎる人も高すぎる人も、基準値の方向に近づく傾向が示されました。笑うことで、リンパ球の一種であるNK細胞の働きが活発になり、身体に悪影響を及ぼす物質を攻撃してくれることが証明されたのです。

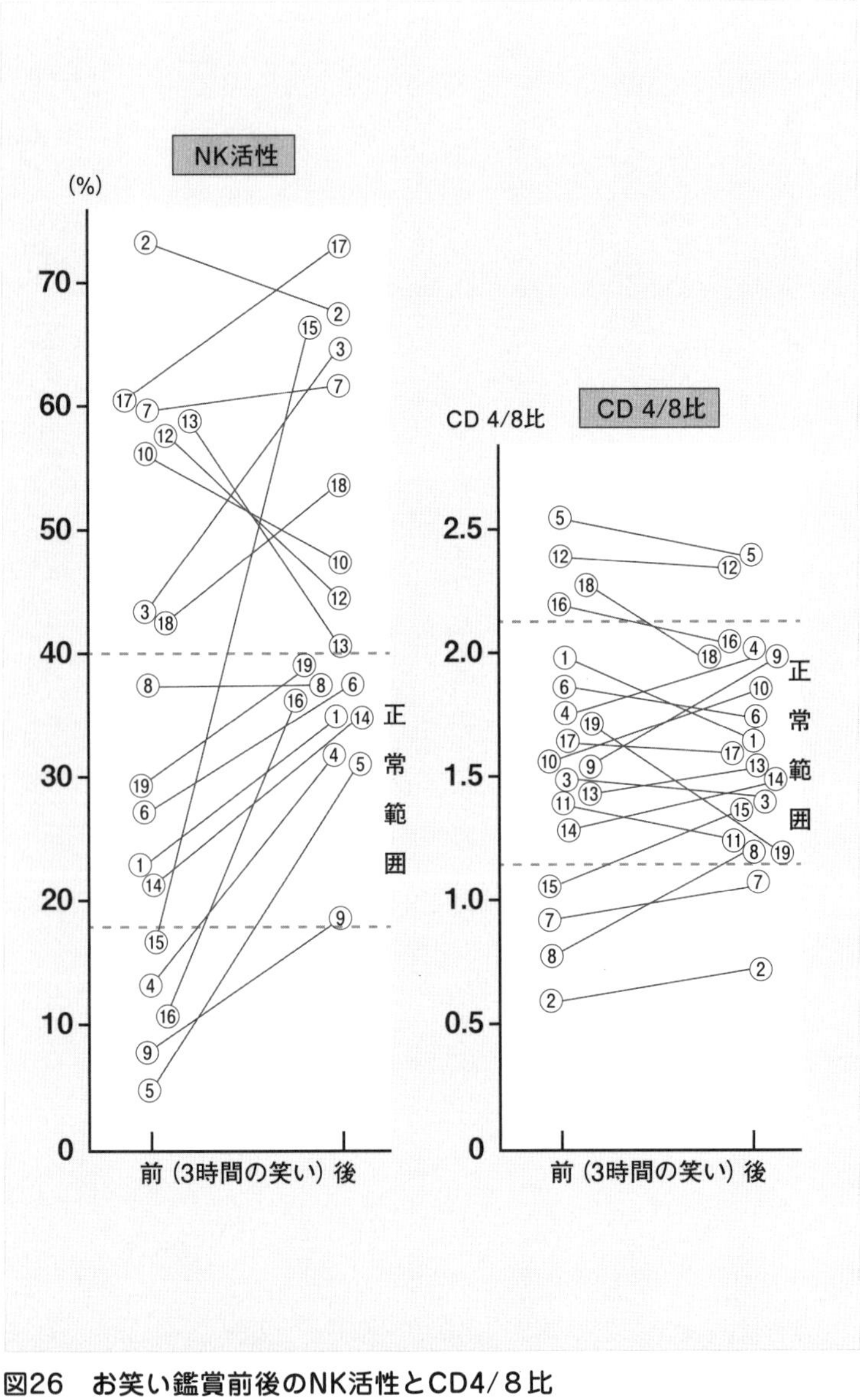

図26　お笑い鑑賞前後のNK活性とCD4/８比

笑ったり泣いたりすると自律神経が整う

漫才を聞いて笑うと自律神経はどのように変化するのか。また、感動する映画を見て泣くと自律神経はどのように変化するのかを調べる実験を行いました。

どちらの実験でも、交感神経優位の状態から、副交感神経優位の状態に変化することがわかりました。

まとめると、笑ったり泣いたりすると、①**血行がよくなる**、②**自律神経のバランスが整う**、③**筋力がアップする**、④**免疫力は高まる**、⑤**情動の涙・笑いでリラックスと免疫力がアップする**といったメリットがあることがわかりました。面白いことに、笑いの効果は心から笑っていなくても、作り笑いでも「そこそこある」そうです。

どうしても泣けてしまう1本の映画、1冊の本、胸を打つ1曲。あるいは何度見ても笑ってしまう漫才やコント、落語の動画――そんなとっておきのお宝を手もとに置いておくといいでしょう。「そういうのないなあ」という人は、友だちから作品を紹介してもらうのも楽しいかもしれません。

口腔内細菌のバランスが崩れると重大疾患に

意外と見落とされがちですが、口の中のトラブルが免疫を下げることが最近わかってきました（詳しくは第6章を参照）。口腔内の細菌環境（腸内フローラと同様に口腔内フローラと呼ぶこともあります）の乱れが慢性炎症を引き起こす可能性があるため、口腔衛生には重要な注意が必要です。ポイントをあげます。

① 正しい歯磨きとフロス

毎日、朝晩の歯磨きとフロスを行うことが重要です。適切な歯磨きの方法を学び、歯間ブラシやフロス、口腔洗浄器などを使って、歯と歯茎の間に溜まった食べ物のかすを取り除きましょう。特に朝起きて朝食の前の歯磨きは有効です。

② 定期的な歯科検診

歯科医院での定期的で予防的な検診とクリーニングを受け、アドバイスや処方箋に従うことは、口腔内の問題を予防または管理するのに役立ちます。必要な処置やケアの指示に従いましょう。

第5章

免疫と医療の最先端

腸内細菌の力を借りる「便移植」

第2章から第4章では、免疫と自然治癒力をアップさせて健康寿命を延ばすために何をしたらいいのかをピックアップしてきました。病気にならない生活習慣のセトリです。その中には、ことわざにもなっているような伝統的な方法もありましたが、医学の進歩によって新たにわかったことも多く含まれていました。

この第5章では、「まだ確立された理論ではないが、将来的に定説になりそうな医学の最先端」を意識しながら、自然治癒力を高める生活習慣をさらに加えていくことにします。

まず着目したいのが「便移植」です。

人間の腸管には約1000種、数百兆個以上の腸内細菌が生息しています。その腸内フローラが、炎症性腸疾患や過敏性腸症候群といった消化器系疾患に関与していることが明らかになっています。便移植はその名の通り、健康なヒトの便を腸の病気に罹患している患者さんの腸に移植する治療法です。もともとオランダで研究が進められていた治療法で、現在ではカナダやオーストラリア、フランス、中国、米国、日本などでも研究が盛んに行われています。

便移植は腸内フローラの乱れによる疾患に効果があることがわかっています。具体的には、クロストリジウム・ディフィシル感染症（ＣＤＩ）、潰瘍性大腸炎やクローン病などの炎症性疾患、そして過敏性腸症候群といった消化器疾患です。

他にも、肥満や糖尿病などの自己免疫疾患に加え、がん、自閉症やうつ病といった神経変性疾患など、さまざまな疾患に効果があることが研究により明らかになっています。

つまり、腸の慢性炎症が改善されることにより、多くの重大疾患が改善されているのが確認されているのです。腸からいろいろな伝達物質が体中に発信されていることが近年の研究でわかってきました。腸内フローラが整っていれば、腸の病気だけでなくさまざまな疾患が回復する可能性があると思います。

健康な人の腸内では多種多様な菌がバランスをとりながら生息しています。一方、潰瘍性大腸炎の患者さんには、腸内細菌の数が少ないという特徴があるそうです。では便移植を行うと、腸内はどう変化するのでしょうか？

実際に順天堂大学の石川大氏の下で便移植をした潰瘍性大腸炎の患者さんは、腸内細菌の移植・定着に一定の効果が得られ、約８割の症状が改善したそうです。結果にはばらつきもあるそうですが、３年以上効果が認められた方もいます。一般的には約１年効果が持続するといわれています。

便移植でマウスが若返った！

以前は、配偶者または2親等以内の家族のみ便移植のドナーになれましたが、２０１５年からは家族に限定せず、健康で異常がなく20歳以上であれば誰でもドナーとして参加できます。そのうち、便移植に採用されるのは、５４０種の腸内細菌を細かくチェックし合格した便のみ。合格率は約7割とのことです。

慶應義塾大学は、便移植を慢性腸炎、特に潰瘍性大腸炎の治療に使用することを承認された最初の大学です。慶應義塾大学は、２０１7年に潰瘍性大腸炎患者に対する便移植の臨床試験を開始しました。この臨床試験は、厚生労働省の承認を受けて実施され、２０１9年に結果が発表されました。この臨床試験の結果、便移植は潰瘍性大腸炎の症状の改善に有効であり、特に重症患者に対して有効であることが示されました。この結果を受けて、慶應義塾大学は、便移植を慢性腸炎、特に潰瘍性大腸炎の治療に使用することを承認された最初の大学となりました。

２０２1年1月、米国で大規模な便移植の有効性・安全性調査が開始されました。４０００人規模で10年間の追跡を目指します。最初の２５９人の報告が公開され、便移植によるクロストリジウム・ディフィシル感染症（ＣＤＩ）の１か月の奏効率は90％でした。便移植は、特に抗生物質による腸内フローラの乱れや、ＣＤＩの治療に有効であることが示されています。ＦＤＡ（アメリカ食品医薬品局）は、２０１３年にＣＤＩの治療に対する便移植の使用を承認しました。現在、ＦＤＡは、医療研究の一環として、他の消化器系疾患や自己免疫疾患の治療に対する便移植の使用についても検討しています。

若いマウスの便を老化したマウスに移植すると、老いたマウスが若返ることがわかりました。若いマウスの便移植をすることにより腸内フローラのバランスがよくなり免疫機能が改善され、その結果、免疫が海馬を刺激して、記憶・認識能力が改善されることがわかってきました。

脳腸の関係はますます注目されています。便移植で若返るという研究結果は、実験に使用されたマウスの腸内フローラが老化によって変化し、健康状態が低下することが示唆される結果から得られています。便移植は、若いマウスの腸内フローラを老化したマウスに移植することで、腸内環境を若返らせ、健康状態を改善することができるというものです。これにより、腸内フローラが健康に与える影響が強く示唆され、健康状態に関連する疾患の発生にも関わる可能性があると考えられています。

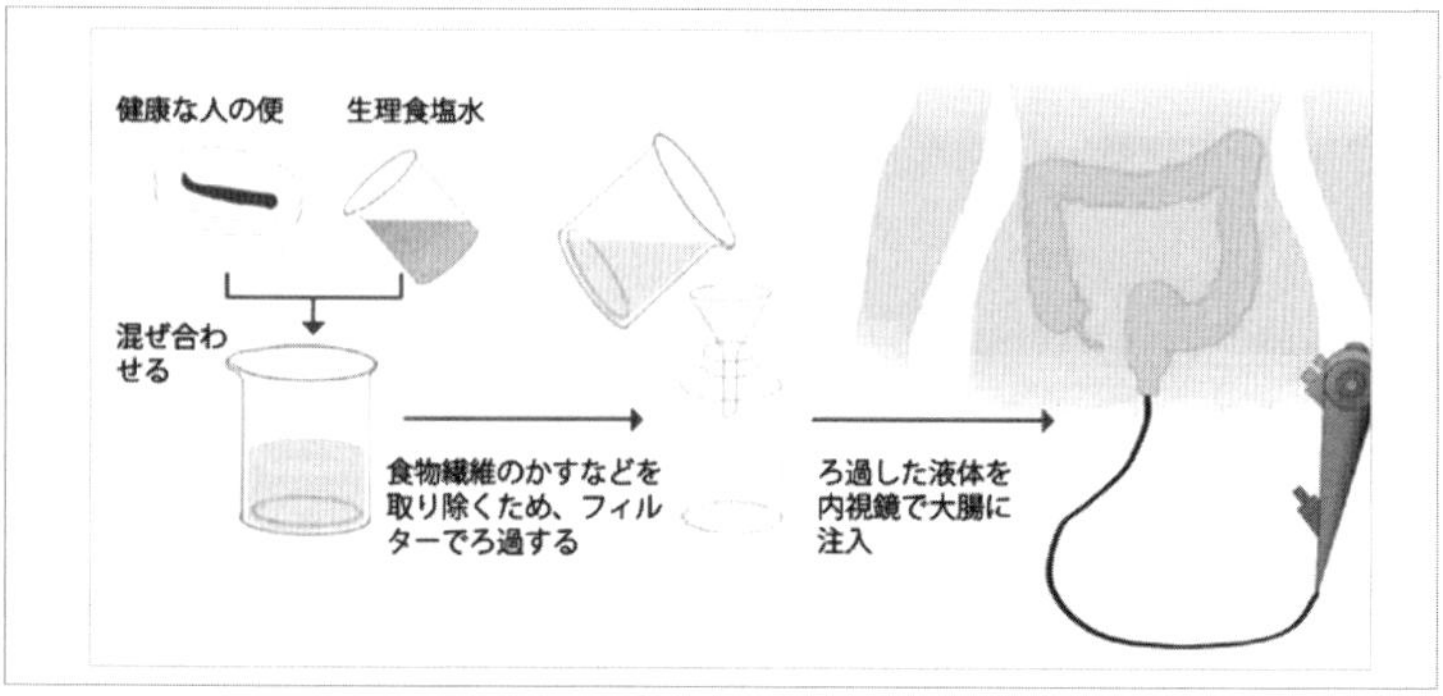

図27　便移植（糞便移植療法の方法）

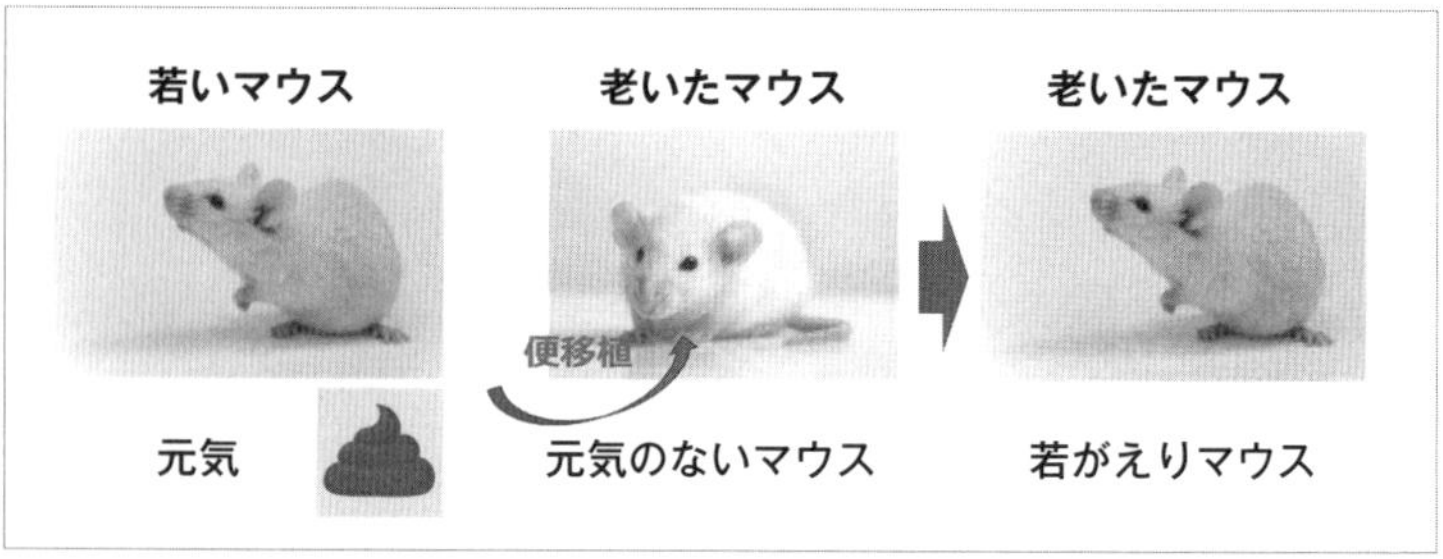

図28　脳腸関係（便移植で若返るマウス）

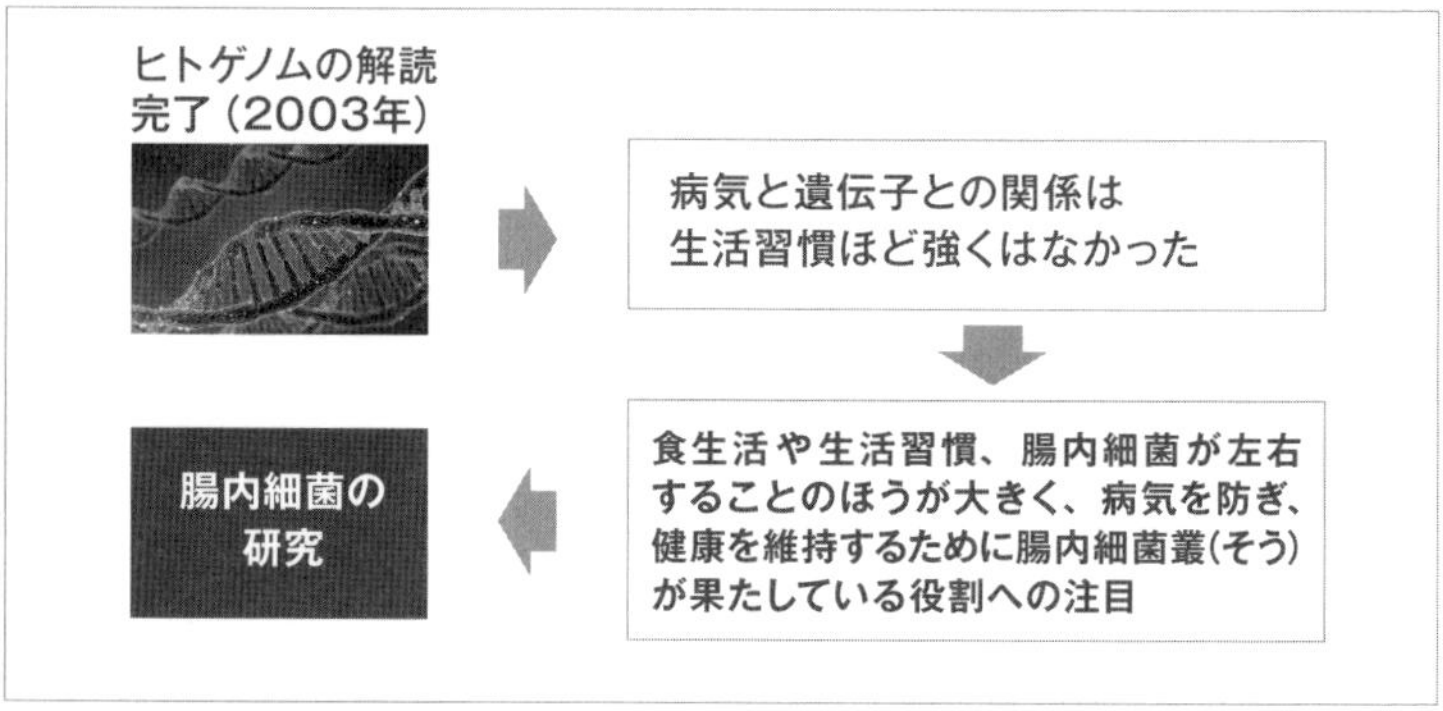

図29　腸内細菌の研究

ヒトゲノム解析の技術を腸内細菌の研究に活用

2003年にヒトの遺伝子の解析が終了し、その解析結果が医療、創薬の研究に大きく貢献すると期待されましたが、残念ながら、期待外れでした。そこで、その遺伝子解析技術を使った腸内細菌の研究に注目が集まっています。その結果、研究は一気に進み、多様性、変化、病気との関連性、精神疾患との関連性など多くのことがわかってきました。

ヒトゲノム解析の技術が腸内細菌の研究に生かされた理由はいくつかあります。

① 腸内細菌とヒトの関係の理解

腸内には数百兆個もの細菌が存在し、これらの腸内細菌はヒトの健康や疾患に重要な役割を果たしています。ヒトゲノム解析の技術により、腸内細菌の遺伝子配列を解読することが可能になりました。これにより、腸内細菌とヒトの相互作用や関係を詳細に研究することができます。

② 腸内細菌の多様性の解明

ヒトゲノム解析の技術を用いることで、腸内細菌の多様性を明らかにすることができます。腸内にはさまざまな種類の細菌が存在し、個々の人によってその組成や割合が異なります。これにより、腸内細菌の多様性がヒトの健康や疾患にどのような影響を与えるのかを理解することができます。

③疾患との関連性の解析

腸内細菌の異常な組成や機能は、さまざまな疾患と関連していることが示唆されています。ヒトゲノム解析の技術を応用することで、特定の疾患と腸内細菌の変化との関連性を明らかにすることができます。これにより、特定の疾患の発症メカニズムの理解や、新しい治療法や予防法の開発につながる可能性があります。

④個別の治療法の開発

ヒトゲノム解析の技術を用いることで、個々の人の腸内細菌の組成や機能を詳細に解析することができます。これにより、個別の人に合わせた腸内細菌の改善や調整を行うことが可能になります。将来的には、特定の疾患の治療において、腸内細菌の組成を調整することで効果的な治療法を提供します。

これらの理由から、ヒトゲノム解析の技術は腸内細菌の研究において非常に重要な役割を果たしています。腸内細菌はヒトの健康や疾患に深く関わっており、その理解と調節は個々の人にとってよりパーソナライズされた医療や予防策の提供につながる可能性があります。

ヒトに付着する常在菌の意外な働き

私たちの体には多種、多様な常在菌が棲みついています。口腔内や腸内といった粘膜層にはたくさんの常在菌が存在して、粘膜免疫を維持するために大切な働きをしています。泌尿器や生殖器にも細菌が棲息していて、その菌が受精卵の着床などにも大きな影響を与えていることもわかってきました。

なかでも多いのは腸に棲息する腸内細菌です。ヒトは約250種類・37兆個の細胞によってできていますが、それに対して腸内細菌の数は約1千―3万種類・100兆個以上と考えられています。遺伝子の数では、ヒトの約2・2万個に対して、腸内細菌は約330万個にのぼります。「本体」であるヒトよりも、その腸に棲み付いている細菌のほうがはるかに多いのです。

そして、腸内細菌と免疫細胞は相互に影響を与え合いながら、私たちの健康維持に役立っていることがわかってきました。今後、研究が進めばさらに多くのことが判明するでしょう。

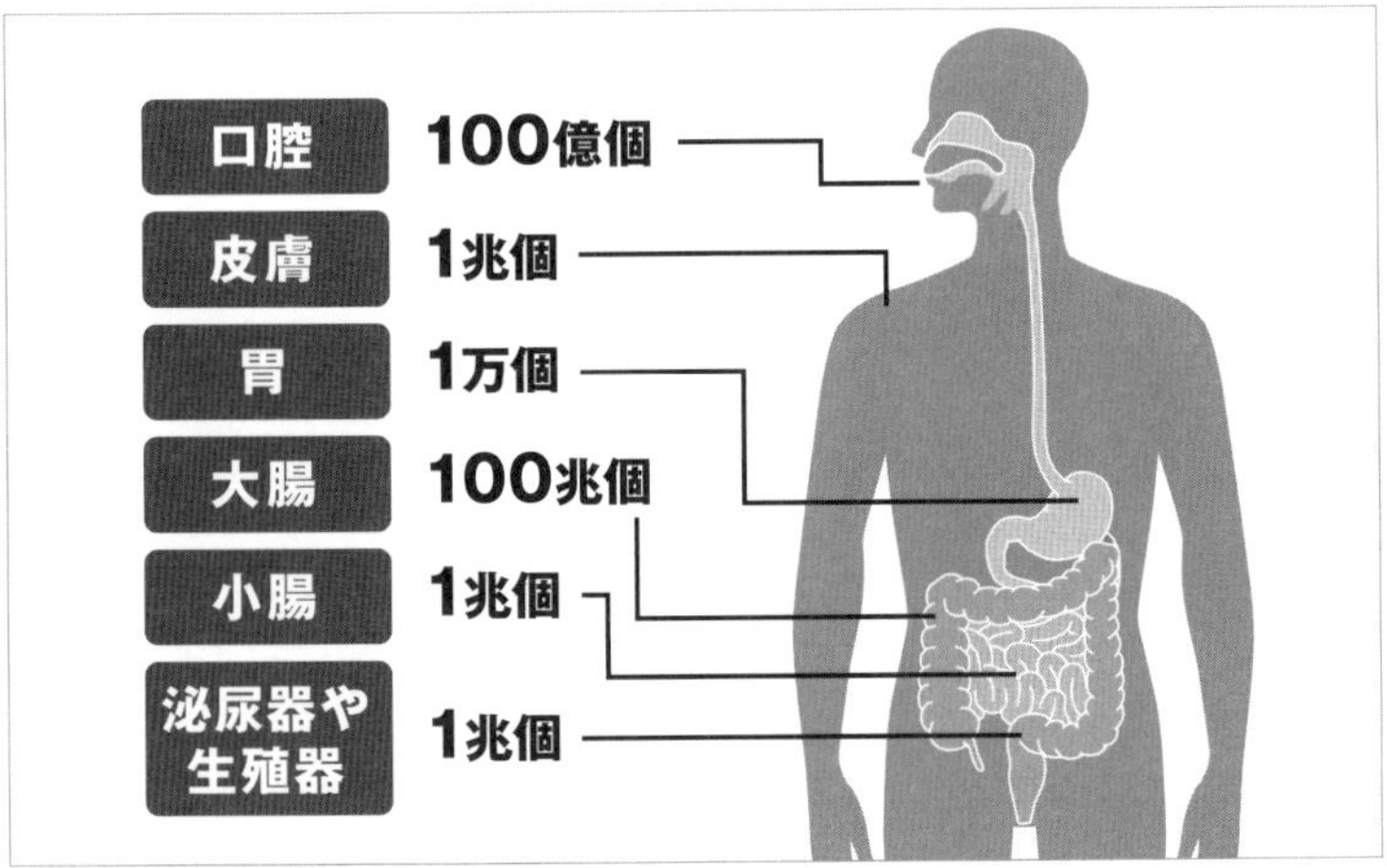

図30　常在菌が棲む主な部位と菌の数

表4　人の細胞と腸内細菌

	人の細胞	腸内細菌数
数	37兆個	100兆個以上
種類	250種類	1000～30000種類
重さ	60kg	1～1.5kg
遺伝子	約2.2万個	約330万個

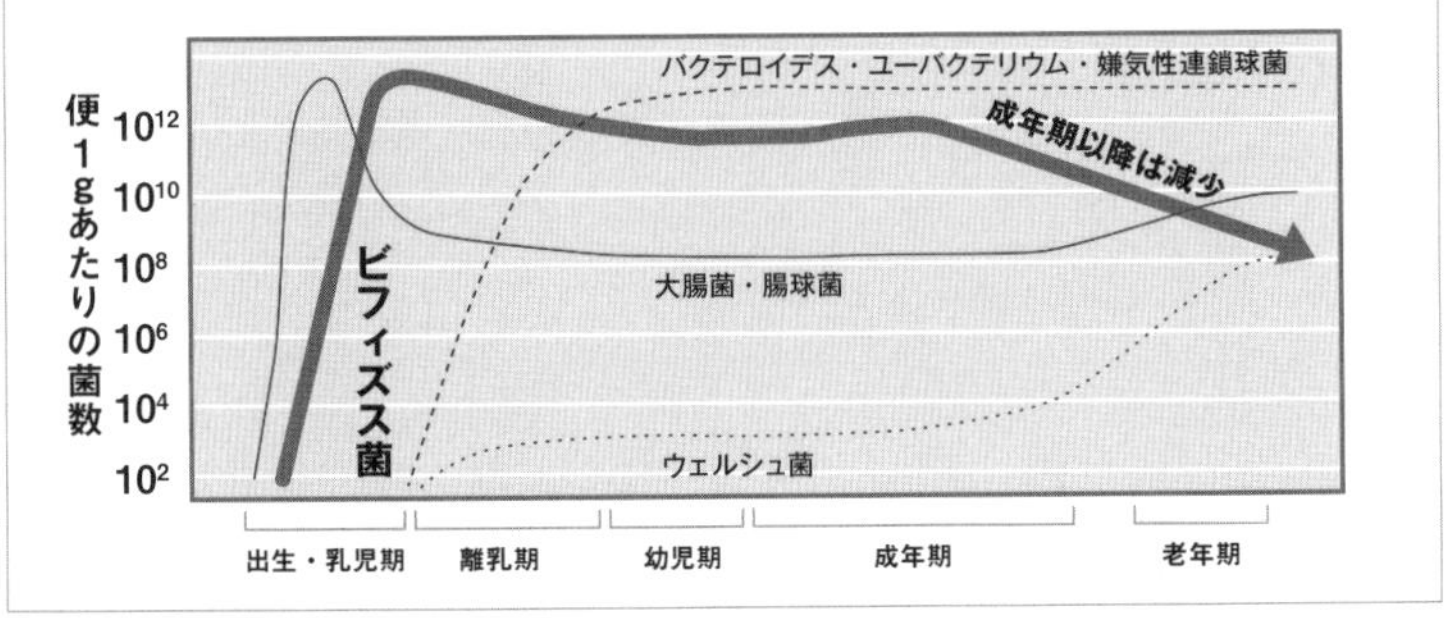

図31　年齢に伴う腸内フローラ

出産前と出産後では腸内環境が激変する

腸内細菌の数は年齢によって増減しますが、菌の種類は一生を通じてほとんど変わりません。しかしながら、抗生物質の摂取や、食中毒などで大きく変動することはあり、その後、時間の経過とともに元に戻ります。

また、出産前後の環境変化により、腸内細菌の数や構成バランスが変化することがあります。例えば、出産前の環境として、母親が感染したり、抗生物質を摂取したり、ストレスがあったりすると腸内細菌は大きく変化します。分娩の際にも自然分娩または帝王切開で、出産後の環境として抗生物質を摂取していたり、母乳または粉ミルク、子どもが強いストレスを抱えていたりすると腸内細菌のバランスに大きく影響すると言われています。

このように、私たちが知らない間に腸内細菌にいろいろと影響を与えていることがわかってきました。

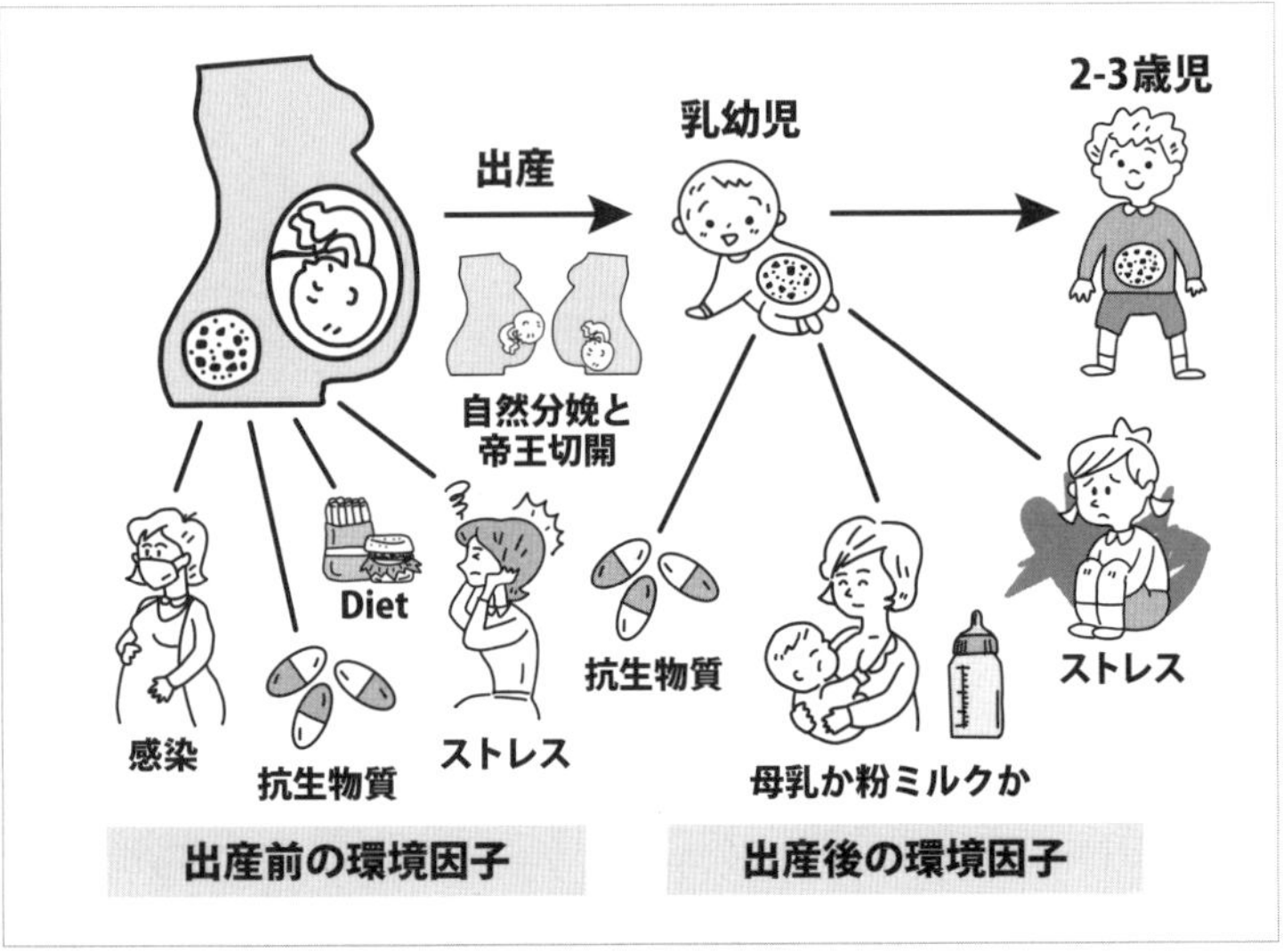

図32　出産前と出産後の環境と腸内細菌

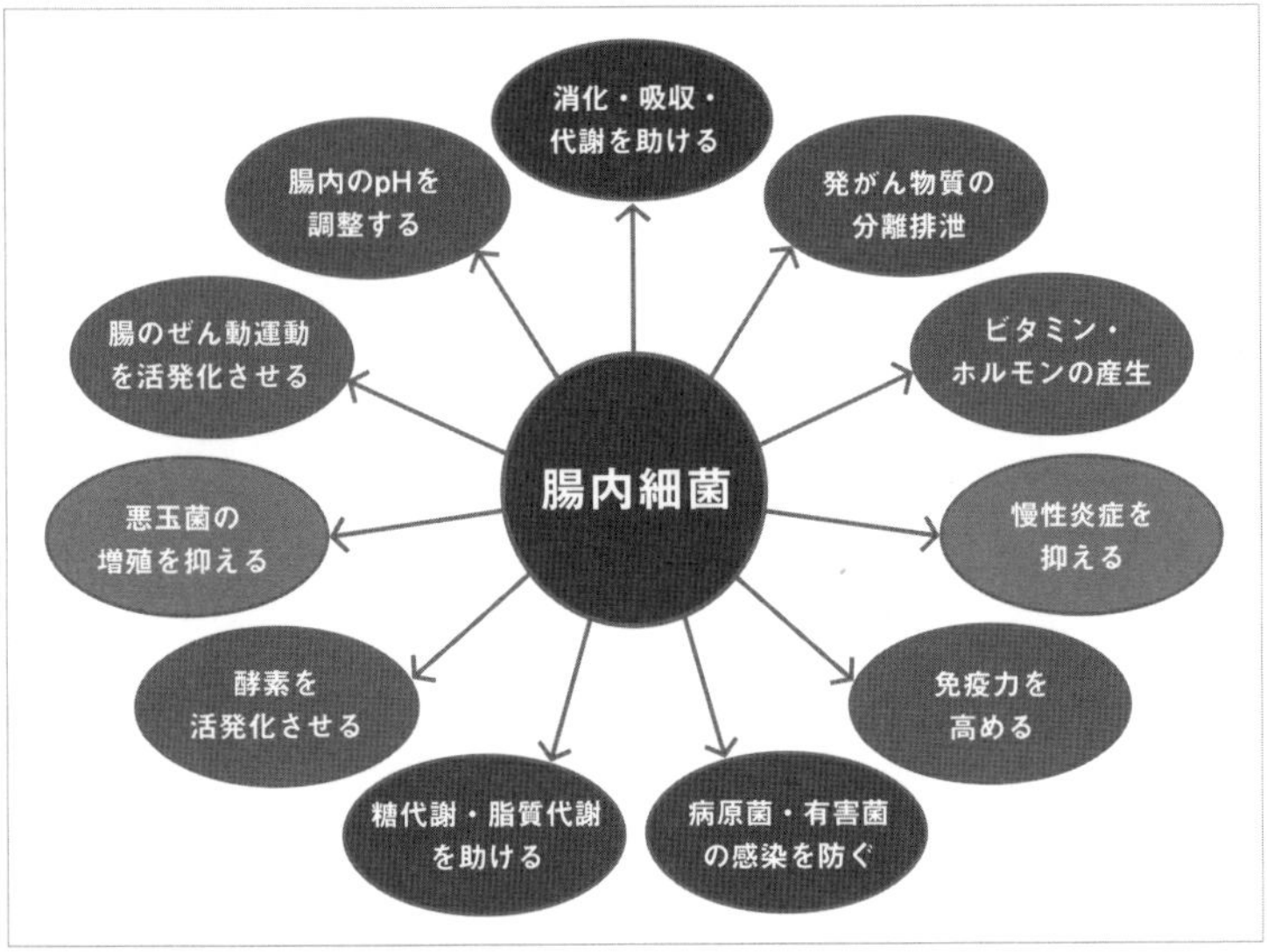

図33　腸内細菌の働き

「幸せ」には腸内細菌が関係している

次に腸内に棲息する細菌の働きに注目します。腸の動きを活発にして消化・吸収・代謝を助ける――そんなイメージが湧くと思います。でも、それだけでなくその役割は驚くほどたくさんあるのです。例えば、病原菌や有害菌から感染を防いでくれたり、発がん物質の分解、免疫力を高めたり、慢性炎症を抑制してくれます。ビタミン・ホルモンの産生も大事な働きで、特に、エクオール産生菌は女性ホルモンに似たエクオールを作り、更年期障害などのホルモンバランスの影響を軽減してくれます。

セロトニンというホルモンが幸せを感じる「幸福ホルモン」であることは先に述べました。このセロトニンを作っているのも腸内細菌だということがわかりました。

セロトニンは、腸内細菌の働きにより腸で作られるだけでなく、脳などの中枢神経系でも作られますが、それも腸において腸内細菌が作ったトリプトファンという「材料」が脳へ送られ、脳ではそれを活用してセロトニンが作られているのです（こうした脳と腸の連携を「脳腸相関」と呼びます）。こうした内容はまだ現在も研究が進んでいる段階ですが、人間の幸福感に腸内細菌が深く関係しているというのですから不思議です。

腸内細菌は免疫システムに不可欠

腸内にはさまざまな種類の細菌が存在し、その多様性は免疫機能に重要です。多様な種類の腸内細菌が存在することで、免疫システムは正常に機能し、病原体に対する免疫応答が強化されます。

腸内細菌の役割の中に、「慢性炎症を抑制」と書きました。そのメカニズムについて補足します。腸内細菌は水溶性食物繊維を利用して発酵することにより短鎖脂肪酸を産生し、その短鎖脂肪酸が免疫細胞の分化に影響して制御性T細胞を腸内にたくさん作ります。腸内の制御性T細胞は、抗炎症性のサイトカインを産生して炎症状態を抑制してくれます。この結果として、慢性的な炎症状態の改善につながるのです。

腸内細菌は免疫調節を促進する役割も果たしています。免疫調節は、免疫システムのバランスを保ち、過剰な炎症反応や自己免疫疾患の発症を防ぐ重要なプロセスです。腸内細菌が産生する物質や相互作用によって、免疫応答が調整されます。

さらには、腸内細菌は腸管粘膜の健康を維持し、バリア機能を強化する役割も担っています。腸管粘膜は外部の病原体や有害物質の侵入を防ぐ重要なバリアです。腸内細菌が適切に存在することで、粘膜バリアは強化され、免疫応答も正常に調節されます。

これらのメカニズムを通じて、腸内細菌は免疫を高める役割を果たしています。

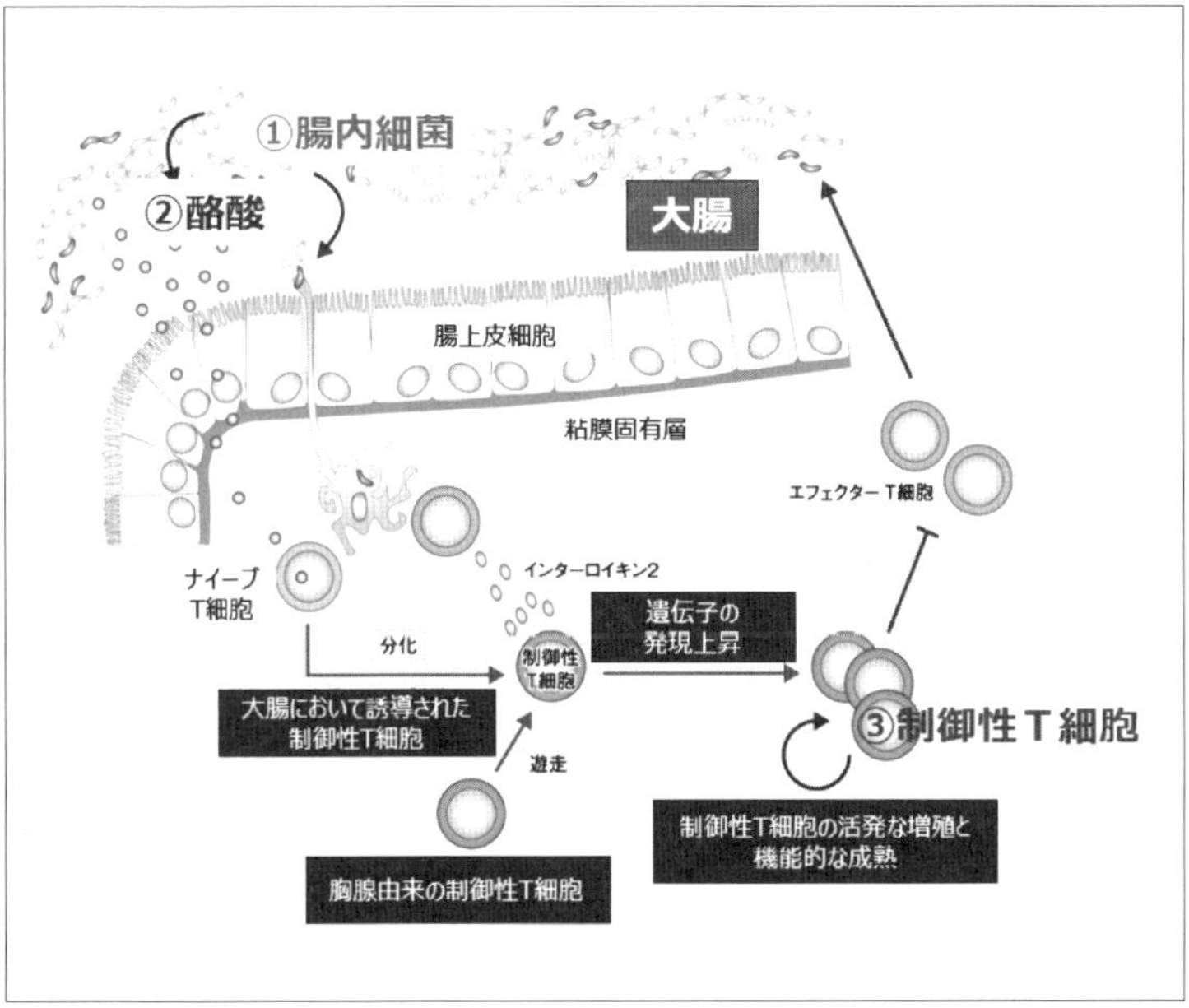

図34　腸内細菌と酪酸による制御性T細胞を作るメカニズム

健康長寿の腸内細菌「酪酸菌」

京都府北部にある京丹後市は、健康長寿の方が多い市として有名です。その高齢者の腸内細菌を調べたところ、特に酪酸菌という腸内細菌が多いことがわかりました。この報告は、その地域の食生活や環境が酪酸菌の増殖に適していることを示唆していて、科学的に興味深いものです。

この地域は、海の幸、山の幸に恵まれ、さまざまな栄養素を摂取しやすい環境、豊かな自然に囲まれたストレスの少ない環境、第一次産業や食品加工業など体を使って仕事ができる社会環境など、健康長寿の秘訣は複合的に存在しています。とりわけ注目されるのが、古くから京漬物の製造で有名な地であり、食生活に発酵食品がふんだんに取り入れられていることです。

酪酸菌は、大腸内で産生される短鎖脂肪酸の一種「酪酸（ラクティック酸）」を生成することで知られています。

酪酸は、次のように健康へのさまざまな効能を持っていると考えられています。

① 消化促進効果

酪酸は、腸内の善玉菌の増殖を促進し、腸内環境を改善することによって消化を助けます。また、腸壁の健康を保ち、腸の運動性を改善することで便通を促進します。

② 免疫機能向上

酪酸は免疫機能を向上させる働きがあります。腸内の健康な状態を維持することで、免疫系のバランスを整え、炎症を抑制する効果が期待されます。さらに、腸内の善玉菌を増やすことによって、免疫応答が活性化され、病原体に対する防御力が向上します。

③ 血糖値の管理

酪酸は、血糖値の上昇を緩やかにする効果があります。食物の消化・吸収を調節し、血糖値の急激な上昇を抑えることで、糖尿病の予防や管理に役立つとされています。

④ 脂質代謝の改善

酪酸は脂質代謝を改善することが示されています。特に脂肪の酸化を促進することで、体脂肪の蓄積を抑え、肥満の予防や減量効果が期待されます。

⑤ 腸内炎症の抑制

酪酸は炎症を抑制する働きがあります。腸内の善玉菌を増やし、腸壁のバリア機能を向上させることで、腸内炎症を軽減する効果が期待されます。

発酵食品と食物繊維の摂取で酪酸は増える

ではどうすれば酪酸菌、酪酸を増やせるでしょうか。ポイントをあげてみます。

まずは、発酵食品の摂取です。酪酸は発酵食品によって生成されます。ヨーグルト、ケフィア、サワークリーム、醸造食品（醤油、味噌、キムチなど）などを摂取することで、酪酸の摂取量を増やすことができます。

あわせて大事なのが水溶性食物繊維の摂取です。水溶性食物繊維は、腸内で水と結合し、ゼリー状の物質を形成します。このゼリーは大腸内の善玉菌のエネルギー源となります。これにより、善玉菌の増殖が促進され、酪酸の産生が増えるとされています。水溶性食物繊維の主な源としては、オートミール、大麦、りんご、オレンジ、イモ類（サツマイモ、タロイモなど）、キノコ類、海藻などがあげられます。これらの食品を摂取することで、腸内環境を改善し、酪酸の産生を促進することができます。

ただし、個々の体質や食生活によって異なる効果がある可能性もあります。また、食物繊維を摂りすぎると消化器系のトラブルを引き起こすこともあるため、バランスの取れた食事を心がけることが重要です。

プロバイオティクスの摂取も効果的です。腸内の有益な細菌を増やし、腸内環境を改善する助けとなります。ヨーグルトや発酵食品に含まれる乳酸菌やビフィズス菌などが代表的なプロバイオティクスです。なかには、酪酸を生成する能力を持つものもあります。

適度な運動を行うことも有効です。運動は腸の動きを促進し、腸内細菌のバランスを整える助けとなります。適度な運動を行うことで、腸内環境を改善し、酪酸の生成を促進することができます。

水溶性食物繊維は酪酸の生成を促進するのに役立つとされています。

日本は世界でもトップクラスの長寿国ですが、伝統的な食生活が寄与していたと考えることができるのではないでしょうか。発酵食品と海の幸、山の幸を幅広く食べる京丹後市の高齢者を参考にすべきだと思います。

なお、酪酸にはさまざまな健康効果が期待されていますが、これらの効果については、まだ研究が進んでいる段階です。酪酸を含む食品やサプリメントを摂取する際には、適切な量を守り、医師や栄養士の指導を受けることをおすすめします。

がん治療は将来的に大変化の可能性も

現在のがん治療は、いわゆる3大治療「**手術、放射線治療、薬物療法**」が中心です。その一方で、さまざまな治療法が研究されていて、がんの種類によっては科学的根拠が認められた標準治療として使われているものもあります。ここでは、いくつかの治療方法を紹介します。

その前に、「科学的根拠に根ざしたがん予防ガイドライン」にある6つの予防法を紹介します。それには、「**①禁煙する、②節酒する、③食生活を見直す、④身体を動かす、⑤適正体重を維持する、⑥「感染」もがんの主要な原因です**」とあります。いずれも常識的なものだとは思いますが、実際にどのような科学的根拠があるのか、心配なものがある方、関心がある方は、国立研究開発法人国立がん研究センターが開設するWEBサイト「がん情報サービス」で確認することをおすすめします。

では、さっそく現在研究が進むがん治療の一部を紹介します。

① 免疫療法（Immunotherapy）

免疫療法は、免疫システムを活性化してがん細胞を攻撃する治療法です。特に、PD-1やPD-L1阻害剤などの免疫チェックポイント阻害薬が注目されており、がんの治療に革命をもたらしています。

② ゲノム医学（Genomic Medicine）

がんの個別の遺伝子プロファイルを理解し、遺伝子変異に対応する精密医療が進化しています。これにより、患者に合わせた治療法が開発され、治療の効果が向上します。

③ ナノ医学（Nanomedicine）

ナノ粒子を使用してがん細胞を標的化し、薬物を効率的に運搬する技術が進化しています。これにより、がん細胞への標的治療が可能になり、副作用を最小限に抑えることができます。

④ 液体生検（Liquid Biopsy）

がんの診断や監視において、従来の組織生検に代わる非侵襲的な方法として、液体生検が注目されています。血液中にがん関連の遺伝子やタンパク質を検出し、がんの進行状況を追跡できます。

⑤ プレシジョン・オンコロジー（Precision Oncology）

患者のがんに対して個別化された治療法を提供するアプローチがますます重要となっています。がんの特性に基づいて治療法を選択し、最良の結果を得るための取り組みが進行中です。

⑥ 人工知能（AI）

ＡＩはがんの診断、治療計画の最適化、治療効果のモニタリングなど、医療のさまざまな側面で活用されています。ＡＩを用いた画像解析や遺伝子データの解析により、効率的な治療が可能になりつつあります。

これらの技術とアプローチは、がん治療の将来において大きな希望をもたらすものと考えられています。ただし、新たな治療法や技術が臨床応用されるには時間がかかる場合があり、継続的な研究と開発が必要です。患者は、適切な治療法を専門家とともに検討し、最新の進展についての情報を追跡することが重要です。

光で破壊&免疫細胞で攻撃する光免疫療法

がんの光免疫療法は、がん細胞を破壊するために光と免疫療法を組み合わせた治療法です。この治療法では、光によってがん細胞が破壊され、免疫細胞ががん細胞を攻撃することが促進されます。

プロセスはまず光感受性物質を結合させた抗体を注入します。するとがん細胞に結合します。その後、特定の波長の光線を照射すると光感受性物質が活性化し、がん細胞を破壊します。さらに、破壊されたがん細胞から出た抗原が、免疫系に認識され、免疫細胞によるがん細胞の攻撃を促進します。

光免疫療法は、特に早期の皮膚がん（基底細胞がんや扁平上皮がん）や一部の内部がん（食道がん、胃がん、膀胱がんなど）の治療に使用されます。がんが浸潤していない浅い領域での効果が高いとされています。療法の効果はがんの種類やステージによって異なります。進行したがんや転移しているがんに対しては、効果が制限されることがあります。

また、光ががん部位に達しにくい場所や深部のがんに対しても適用が難しいことがあります。

治療のリスクとしては、光免疫療法には一時的な皮膚炎症や光線過敏症の副作用が発生することがあります。患者は光線を浴びた後、一定の期間、日光を避ける必要があります。

光免疫療法は研究が進行中であり、新しい光感受性薬剤や治療プロトコルの開発が行われています。将来的にはより多くのがん種に対する効果的な治療法として期待されています。有望な治療法であるといえますが、個々のケースによって適切な治療法が異なります。がんの診断や治療については、専門の医師との相談が非常に重要です。

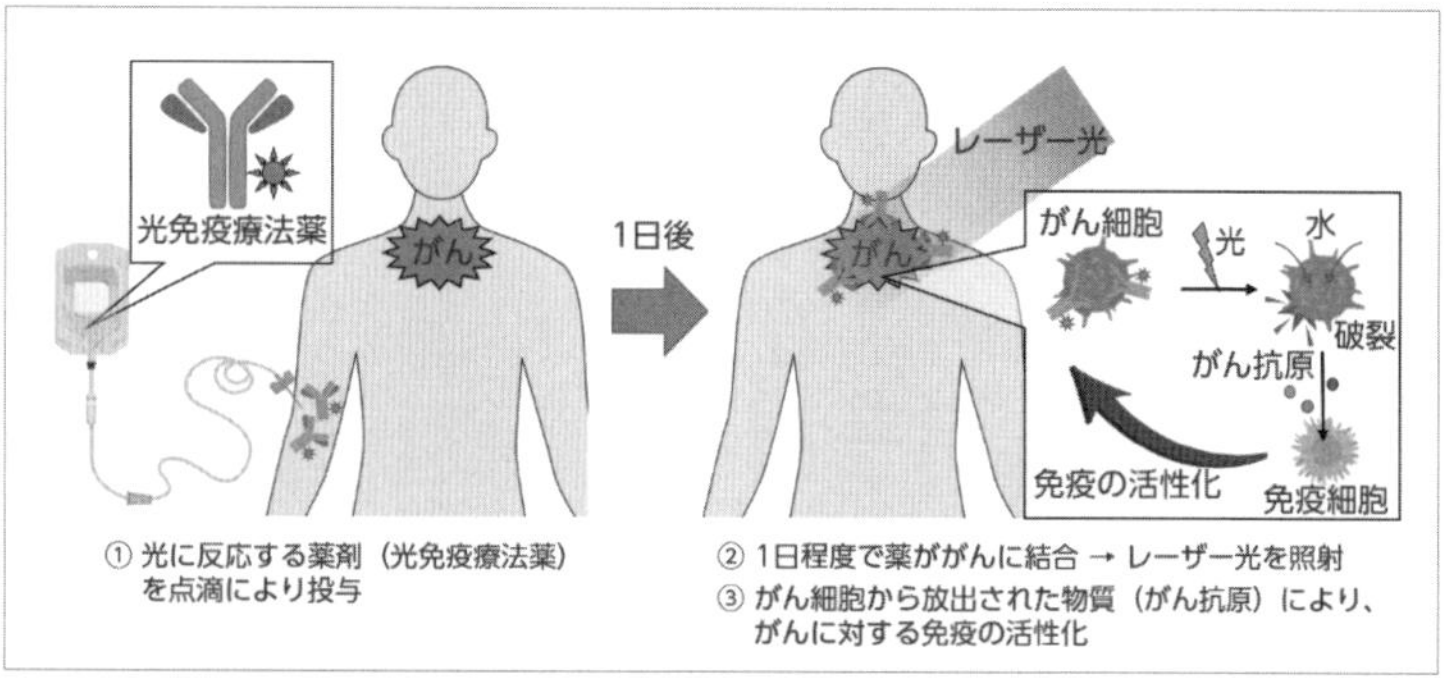
光免疫療法薬
がん
1日後
レーザー光
がん
がん細胞
光
水
破裂
がん抗原
免疫の活性化
免疫細胞
① 光に反応する薬剤（光免疫療法薬）を点滴により投与
② 1日程度で薬ががんに結合 → レーザー光を照射
③ がん細胞から放出された物質（がん抗原）により、がんに対する免疫の活性化

図35　光免疫療法のメカニズム

βグルカンのサプリが集める期待

βグルカン（ベータグルカン）は、多糖類の一種で、植物や微生物などの細胞壁に存在する炭水化物です。オート麦、大麦、シイタケ、酵母などの食品に含まれています。βグルカンは、免疫系を刺激し、健康に良い影響を与えるとされることから、サプリメントとして利用されています。

βグルカンの主な効果として以下の点が知られています。腸内フローラとの関連により、βグルカンは腸内健康を改善する可能性があります。例えば、βグルカンが善玉の酪酸菌のエサとして使用され発酵により産生される酪酸が制御性T細胞を作り、腸内の炎症を抑制することにも注目されています。腸内微生物の調整は、慢性炎症などを改善または抑制する期待があり、多くの疾患の管理に有効である可能性があります。

βグルカンは免疫細胞の活性化を促進し、免疫システムの働きを向上させるとされています。特に抗菌性や抗ウイルス性の特性を持つため、感染症やがんの予防や治療に役立つ可能性があります。ワクチンとの併

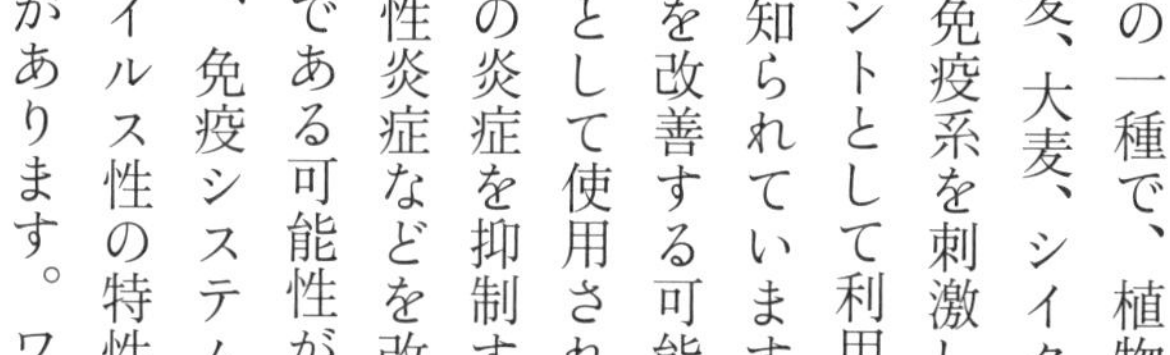

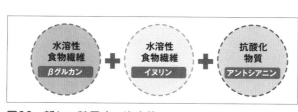

図36　新しい糖尿病の治療薬

用によりワクチン作用の増強が期待されています。

βグルカンは炎症を抑制する作用があるといわれ、さまざまな炎症性疾患や自己免疫疾患の治療に新たな選択肢が提供される可能性があります。その例として、関節炎やアレルギーなどの炎症性疾患の管理に役立つかもしれません。特筆すべきものとしては、βグルカン、イヌリン、アントシアニンを使用した糖尿病治療薬が開発され、インスリン分泌の増加と血糖値の低減が確認されています。また、LDL（低密度リポプロテイン、悪玉コレステロール）の吸収を減少させ、コレステロール値を改善するなど、心血管の健康に寄与すると考えられています。

健康寿命を延ばすために非常に注目され期待されていますが、これらの効果についてはさらなる研究が必要で、医療の一部として実用化するためには、適切な用量、形態、および投与法に関する詳細な研究が行われる必要があります。医療用途における具体的な利用方法は、将来の研究と臨床試験によって明らかにされるでしょう。

サプリメントとしてのβグルカンは、特に免疫機能の向上や健康維持を目指す人々に利用されています。ただし、個々の健康状態やニーズに合わせて、適切な摂取方法や用量を確認することが重要です。健康上の問題やサプリメントの使用に関する詳細な情報は、医師や専門家と相談することをおすすめします。

健康食品・サプリメント・健康補助食品・栄養補助食品

中高年層がよく見聞きするメディアでは、ほぼ100%の確率で健康食品やサプリメントの広告が入っています。最近では、大手食品メーカー、飲料メーカー、酒造メーカーなど、数多くの業界がこのマーケットに参入しています。それだけ多くの人が関心を持っていて、現実としてよく売れているのだと思います。

宣伝文句をすべて真に受けていたら、全部を飲まなくてはいけなくなってしまいますが、そんなことをして健康にいいわけがありません。ここではサプリメントと賢く付き合い、上手に使うポイントをあげていきます。

まずは用語の整理です。米国は法律で、錠剤、カプセル、粉末、ジェルキャップ、液剤のいずれかの形状をしていて、ハーブ、ビタミン、ミネラル、アミノ酸等の栄養素をひとつ以上含む栄養補給のための製品をサプリメントと定義しています。

EUでは「Food Supplements」として、「通常の食事における栄養素の補充目的で特殊な形態をとって市場流通し、栄養学または生理学的な機能を有する濃縮された栄養源成分」と法的に定義されています。

日本国内では「健康食品」「サプリメント」「健康補助食品」「栄養補助食品」といった言葉が、『食事で不足がちな栄養成分を補完・補給するもの』といった意味で、同意語として扱われているのが実態で、これらの言葉を正式に定義する法律はありません。

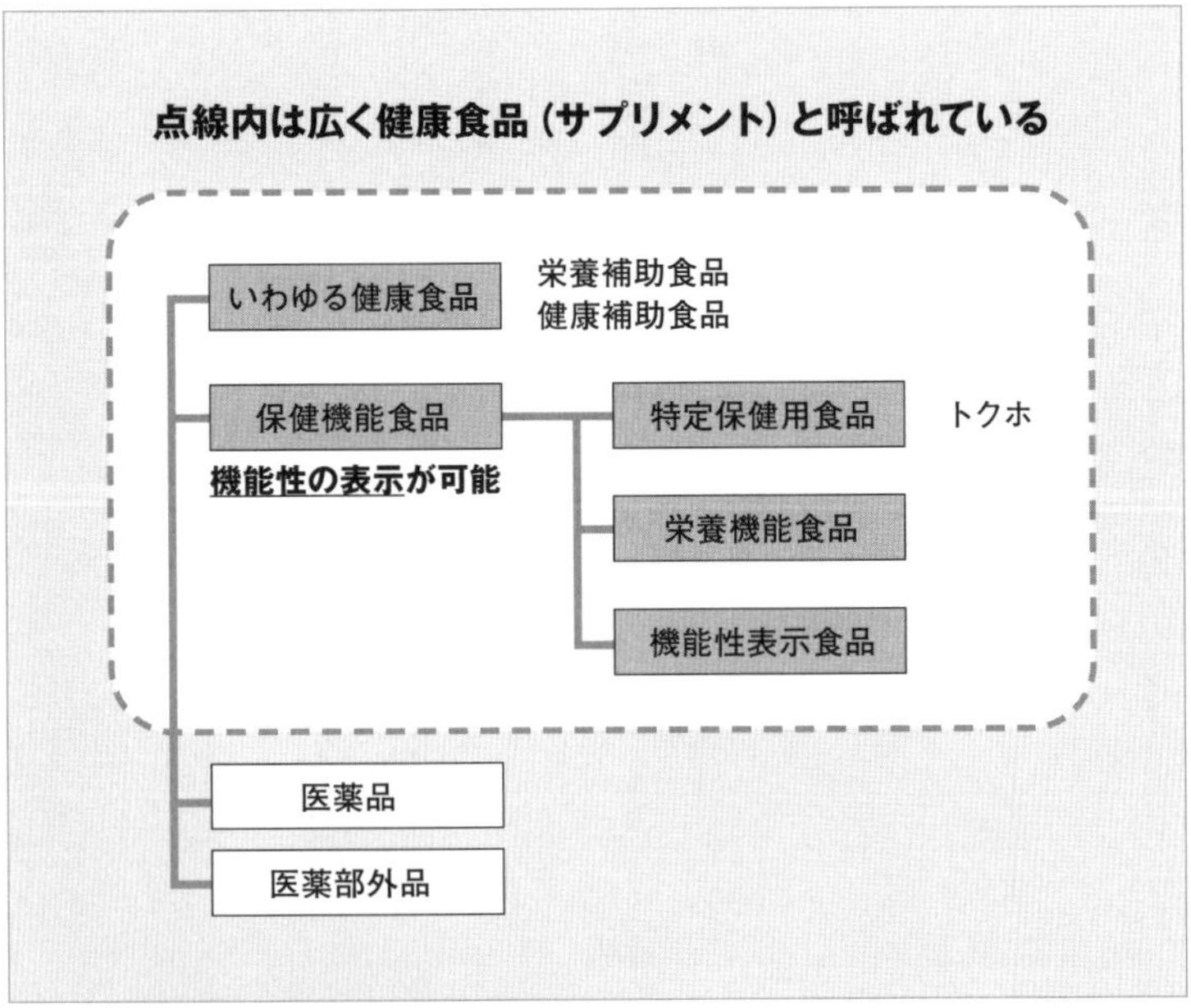

図37　健康食品と医薬品との考え方

特定保健用食品・栄養機能食品・機能性表示食品

その一方、法令による「保健機能食品制度」があり、「特定保健用食品（トクホ）」、「栄養機能食品」、「機能性表示食品」の3つが法的に定義されています。

①特定保健用食品（トクホ）

体の生理学的機能などに影響を与える保健効能成分（関与成分）を含み、その摂取により、特定の保健の目的が期待できる旨の表示（保健の用途の表示）をする食品です。特定保健用食品として販売するには、食品ごとに食品の有効性や安全性について国の審査を受け、許可を得なければなりません（健康増進法第43条第1項）。

②栄養機能食品

栄養機能食品とは、特定の栄養成分の補給のために利用される食品で、栄養成分の機能を表示するものをいいます。対象食品は消費者に販売される容器包装に入れられた一般用加工食品および一般用生鮮食品です。栄養機能食品として販売するためには、1日当たりの摂取目安量に含まれる当該栄養成分量が、定められた上・下限値の範囲内にある必要があるほか、基準で定められた当該栄養成分の機能だけでなく注意喚起表示等も表示する必要があります（食品表示基準第7条及び第21条）。

③ 機能性表示食品

事業者の責任において、科学的根拠に基づいた機能性を表示した食品で、販売前に安全性および機能性の根拠に関する情報などが消費者庁長官に届け出られたもの。ただし、特定保健用食品とは異なり、消費者庁長官の個別の許可を受けたものではない（食品表示法に基づく食品表示基準〈内閣府令〉）。

これらの表示があるものは、一定の科学的根拠があることについて責任を負っているということはできます。

免疫強化が期待できるサプリメント

非常に種類の多いサプリメントですが、ここでは主に免疫強化が期待できるとされるものにしぼって紹介します。

◎ビタミンC

免疫機能をサポートする役割があります。食事から摂取することもできますが、サプリメントとして摂ることも一般的です。

◎亜鉛

免疫細胞の機能に必要な栄養素で、亜鉛欠乏症は免疫機能を低下させる可能性があります。

◎ビタミンD

免疫機能を調整するのに重要です。不足しがちな場合、サプリメントを検討することが有効です。

◎プロバイオティクス

腸内細菌のバランスを整え、免疫機能を向上させるのに役立つことがあります。

◎エキナセア（ムラサキバレンギク）

一部の人々は免疫機能をサポートするために使用しますが、個人差があるため、効果があるかどうかは保証されません。

◎グルタミン

腸の健康をサポートし、免疫機能に影響を与えることがあります。

◎βグルカン

免疫機能と免疫バランスを改善し、さらに水溶性食物繊維として善玉菌のエサとなります。

◎LPS（リポポリサッカライド）

免疫系に対する刺激として知られていますが、その効果は複雑で、単純に免疫を強化するとはいえません。LPSは細菌の細胞壁に存在し、免疫系が異物を検出し、対応する反応を起こすのに役立つ刺激物質のひとつです。

特にマクロファージや樹状細胞などの免疫細胞に対して免疫応答を引き起こし、炎症反応を活性化させることがあります。

◎プロポリス

細菌やウイルスに対する抗菌作用があるとされており、これにより感染症を予防または軽減する可能性があります。また、抗酸化物質が豊富に含まれており、体内の酸化ストレスを軽減する助けになることがあります。

酸化ストレスは免疫システムに悪影響を与えることがあり、それを軽減することで免疫の正常な機能が維持される可能性があります。さらに、炎症を抑制する作用も持つとされており、過剰な炎症反応を抑え、免疫システムの調整に寄与することができます。

◎乳酸菌

腸内の健康な微生物のバランスを維持し、有害な細菌の増殖を防ぐことがあります。健康な腸内フローラは免疫系に良い影響を与えることがあります。

一部の研究は、免疫細胞の活性化を促進し、感染症や炎症に対する免疫応答を強化する可能性があることを示唆しています。さらに、腸管粘膜の健康を支援し、粘膜バリアの強化に寄与することがあります。これにより、有害な微生物や毒素が腸内から侵入するのを防ぐ役割を果たし、免疫系をサポートします。具体的なメカニズムは複雑で、研究が進行中です。

サプリメントの適切な使用法と注意点

免疫機能を向上させるためのサプリメントの適切な使用は、個人の健康状態やニーズに合わせてカスタマイズすることが重要です。医師や専門家との協力を大切にし、次の各点に注意して適切なアプローチを見つけましょう。

①医師の指導を受ける

免疫機能を向上させるサプリメントを摂取する前に、医師または医療専門家に相談しましょう。個々の健康状態や既存の医療条件に基づいて、最適なサプリメントの選択と摂取量をアドバイスしてもらえます。

②バランスの取れた食事を優先する

免疫機能のサポートには、バランスの取れた食事が最も効果的です。新鮮な果物、野菜、全粒穀物、健康的な脂肪、タンパク質を含む食事を摂りましょう。

③過剰摂取を避ける

サプリメントは適切な量で摂取することが重要です。過剰な摂取は健康に害を及ぼす可能性があります。医師や栄養士のアドバイスに従いましょう。

④ 安全性と品質を確認する

サプリメントを選ぶ際には、信頼性の高い製造業者から購入し、第三者検査を受けたものを選びましょう。

⑤ 定期的な評価

サプリメントを摂取してからの効果や健康状態を定期的に医師と共有し、調整が必要かどうかを確認しましょう。

やり方次第で有効な東洋と西洋の統合医療

統合医療とは西洋医学による医療と代替医療を合わせて患者を治療することです。統合医療は、西洋医学に補完代替医療を加えることによって、未病からの病気の超早期発見や予防、根治、健康維持の増進などを目指し、医療費の削減効果が期待されています。

ここでいう西洋医療（西洋医学）とは、薬物療法、手術、化学療法、ホルモン療法、放射線療法、輸血療法、マッサージなどを指します。

一方、東洋医療（東洋医学）は、漢方、鍼灸術、あん摩、整体、気功、柔道整復術などを指します。また、その他の療法としては、カイロプラクティック、ハーブ療法、オステオパシーなどが存在します。

統合医療は、次のような点で健康寿命の延長に貢献すると考えられています。

①健康増進

統合医療は、病気を予防するための習慣や生活スタイルの改善を重視しています。栄養指導、適切な運動、ストレス管理、睡眠の改善など、健康を維持し増進するための総合的なアプローチを提供します。これにより、健康な生活を送るための自己管理能力が向上し、疾病の発症リスクが低下することが期待されます。

② 慢性疾患の管理

統合医療は、慢性的な疾患の治療と管理にも役立ちます。従来の医療だけではなく、補完的なアプローチを組み合わせることで、症状の軽減や生活の質の向上が期待できます。例えば、痛み管理のための代替療法やストレス緩和のためのマインドフルネス瞑想などが統合医療の一環として活用されます。

③ 患者中心のアプローチ

統合医療は、患者の個別のニーズや希望を尊重することを重視しています。患者と医療提供者が協力し、共同で治療計画を立てることで、患者の関与度が高まります。患者が自身の健康に積極的に関与し、統合医療の提供するさまざまなアプローチを活用することで、健康寿命の延長につながる可能性があります。

統合医療の効果や貢献度については、科学的な研究や評価が進行中です。現在のところ、統合医療が健康寿命の延長にどの程度貢献できるかを具体的に定量化することは困難です。しかし、総合的なアプローチで健康をサポートする統合医療の考え方は、個別の医療手法だけでは対応しきれない健康課題に取り組む上で有益であるとされています。

COVID-19の予防接種で開発が進んだRNAワクチン

最新の医学についてまとめた本章のラストは、COVID-19パンデミックにおいて研究開発が進んだことで広く知られるようになったRNAワクチンについて述べます。

理屈では、人工的に作られた「mRNA」を体内に入れると、異物と判断されて強い炎症が起き、排除されてしまうため、ワクチンはできても実用化は難しいとされていました。カリコ氏（2023年のノーベル医学・生理学賞を受賞）らは、構成する物質のひとつの塩基を「シュードウリジン」（次ページの図中の点線で示した）に置き換えることで炎症反応が抑えられることを突き止め、2005年に発表し、実用化の土台を作りました。将来的にもさらなる進展が期待されるRNAワクチンの有用性について、以下にいくつかのポイントをあげます。

この成功は、新興感染症や未知のウイルスに対して新たなワクチンを迅速に調達できる可能性を示しています。将来的には、新たなプラットフォームとして利用されることが期待されています。

RNAワクチンは比較的容易に設計できるため、ウイルスの変異に対応するためのアップデートが可能です。これにより、変異株に対しても効果的なワクチンの開発が可能になります。また、個々の疾患に対して特定のターゲットを持つワクチンを設計することもできます。がんやその他の疾患の治療においても新たな治療法が期待されます。

伝統的なワクチンと比較して、RNAワクチンは開発と製造のスピードが速く、安全性も高いとされています。これにより、新たな疫病の予防接種のプロセスが改善され、より効率的なワクチンの開発・配布が可能になるでしょう。

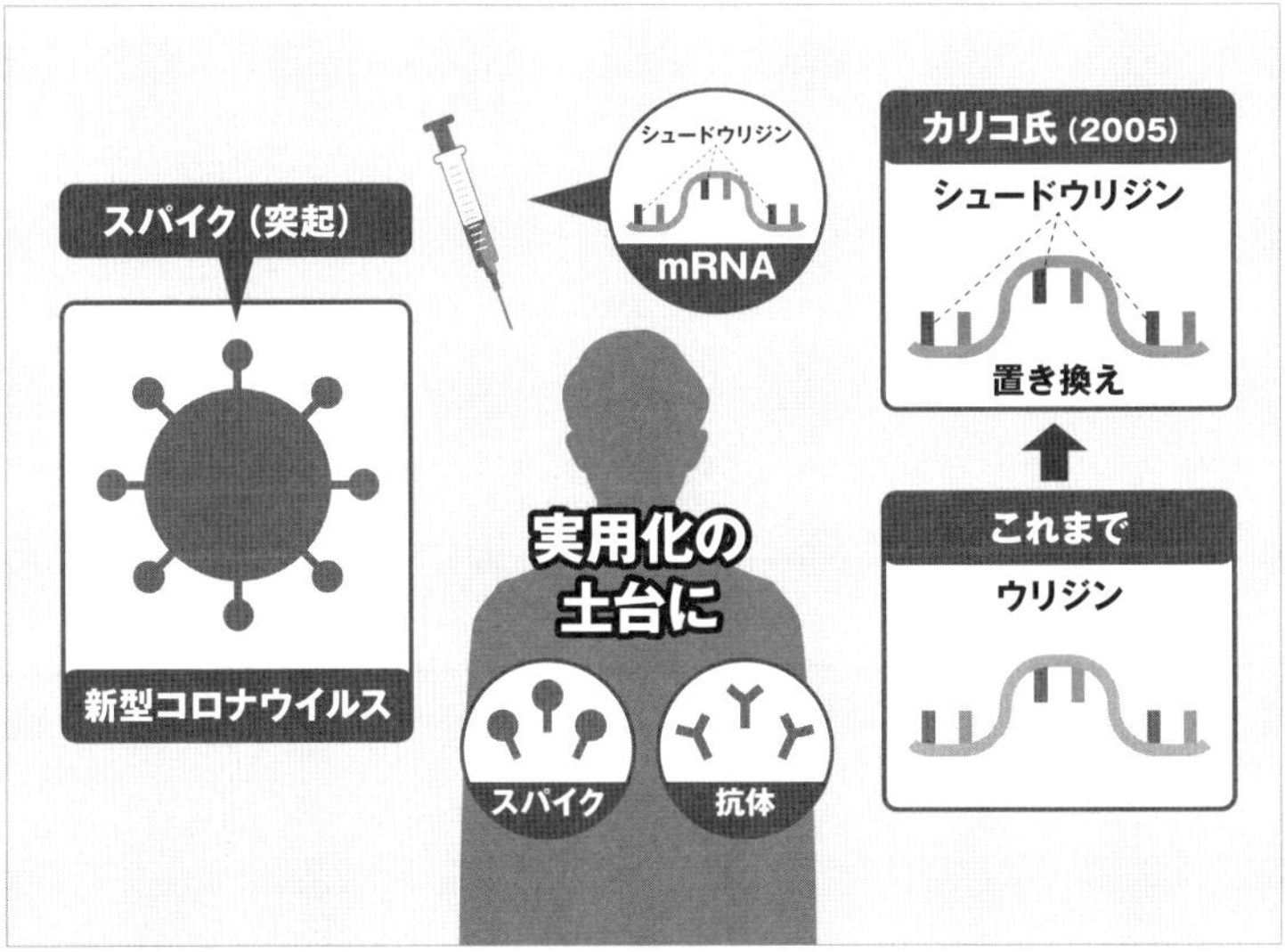

図38　RNAワクチン

ＲＮＡワクチンは、免疫応答を誘発するだけでなく、特定のタンパク質の生成を促すことも可能です。これにより、慢性疾患や遺伝子疾患の治療にも応用が期待されます。例えば、がん治療においては、特定のがん抗原を発現する細胞に対してタンパク質の生成を促すことで、免疫システムの反応を向上させる可能性があります。

しかしながら、ＲＮＡワクチンの技術はまだ比較的新しいものであり、継続的な研究と評価が必要です。副作用や安全性の面でも引き続き検証が行われる必要があります。また、特定の疾患に対しては、他のワクチン技術や治療法との比較や組み合わせも重要な要素です。したがって、今後の研究と臨床試験によって、ＲＮＡワクチンの有用性や限界がより明確になるでしょう。

第6章

免疫システムの不調で生じる病気

免疫が働いていれば急性炎症で済む

前の第5章までで自然治癒力と免疫を向上させ、健康寿命を延ばす生活習慣について述べてきました。この最終章では、「敵を知る」という意味で、免疫をはじめとした自然治癒力が低下するとどうなるのか、さまざまな病気について解説していきます。

「はじめに」では、病気は感染症と非感染症に大別できることを述べました。まずは、非感染症の多くの原因となる慢性炎症から説明します。

その前に、慢性にならずに治癒する急性炎症について理解しておきましょう。急性炎症は、外傷、感染、組織の損傷など、異常な状況が生じた場合の正常な反応です。急性炎症が起きると、血管が拡張し、免疫細胞が感染源や損傷した組織に向かって緊急出動します。

症状としては痛み、腫れ、発赤、熱などが現れることがありますが、自然治癒力のおかげで短期間のうちにダメージを受けた組織が回復し、炎症は収束します。

このように急速に発生し短期間で解決する急性炎症とは違い、慢性炎症は何らかの理由で自然治癒力では回復に至らず、長期間にわたって炎症が持続する状態をいいます。慢性炎症は、免疫細胞や炎症反応が組織に長期間留まり、組織や臓器に損傷を引き起こす可能性があります。

慢性炎症は、さまざまな慢性疾患や自己免疫疾患を引き起こし、持続的な痛み、腫れ、組織の変化、機能障害などの症状が続きます。

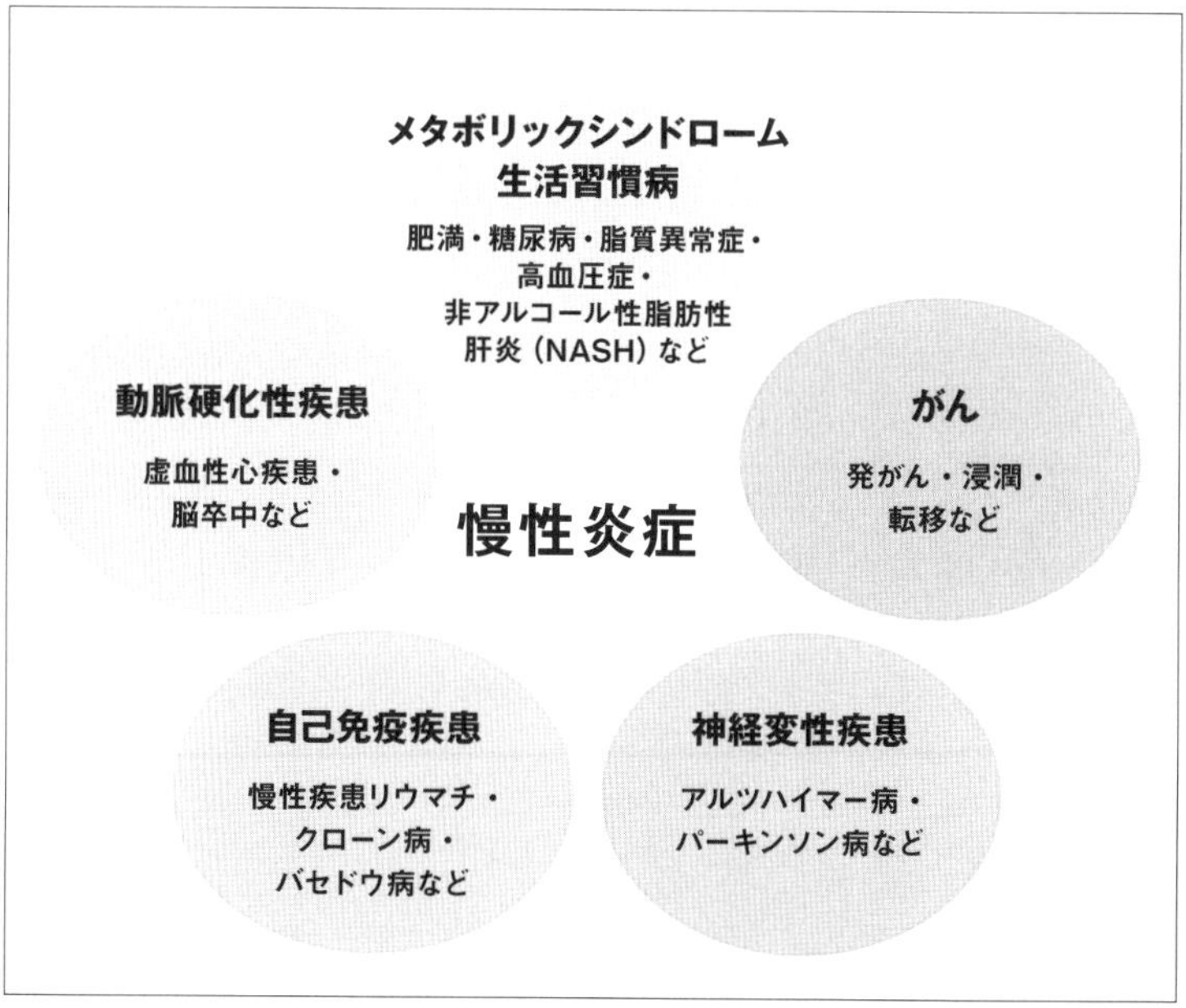

図39　慢性炎症

慢性炎症がさまざまな重大疾患を引き起こす

慢性炎症の3大因子として、①過食・肥満、②腸内細菌の乱れ、③口腔内細菌の乱れがあげられます。それらによって免疫のバランスが崩れ、十分な自然治癒力が発揮されなくなるのです。過食・肥満による脂肪細胞の肥大化は炎症を促進します。腸内細菌の乱れは腸の粘膜の脆弱さと上皮細胞の乱れを生じ、免疫細胞を疲弊させます。口腔内の歯周病菌は歯茎の炎症部や出血部位から歯周病菌が血液中に入り、炎症を促進させてしまいます。歯周病菌を飲み込むと腸内フローラの乱れを誘発し、炎症が促進します。

腸の上皮細胞は本来、密に構成されていて、栄養分を血液中に吸収する構造になっています。しかし、腸内細菌のバランスや、腸の環境が悪くなると、密になっていた上皮細胞に隙間ができ、そこから腸内細菌や、細菌の毒素が血液に流入してしまいます。正常なら、免疫が働いて炎症を起こして血液中の細菌を破壊してくれますが、この状態が継続すると慢性的な炎症状態となり、糖尿病、がん、神経変性疾患（アルツハイマー病、パーキンソン病など）、自己免疫疾患、動脈硬化症など、さまざまな重大疾患を引き起こすことがわかってきました。

慢性炎症が持続すると、健康状態に悪影響を及ぼし、重大な疾患のリスクを高めるため、適切な治療や予防策が必要です。慢性炎症の治療が根本治療につながることを理解することが大切です。

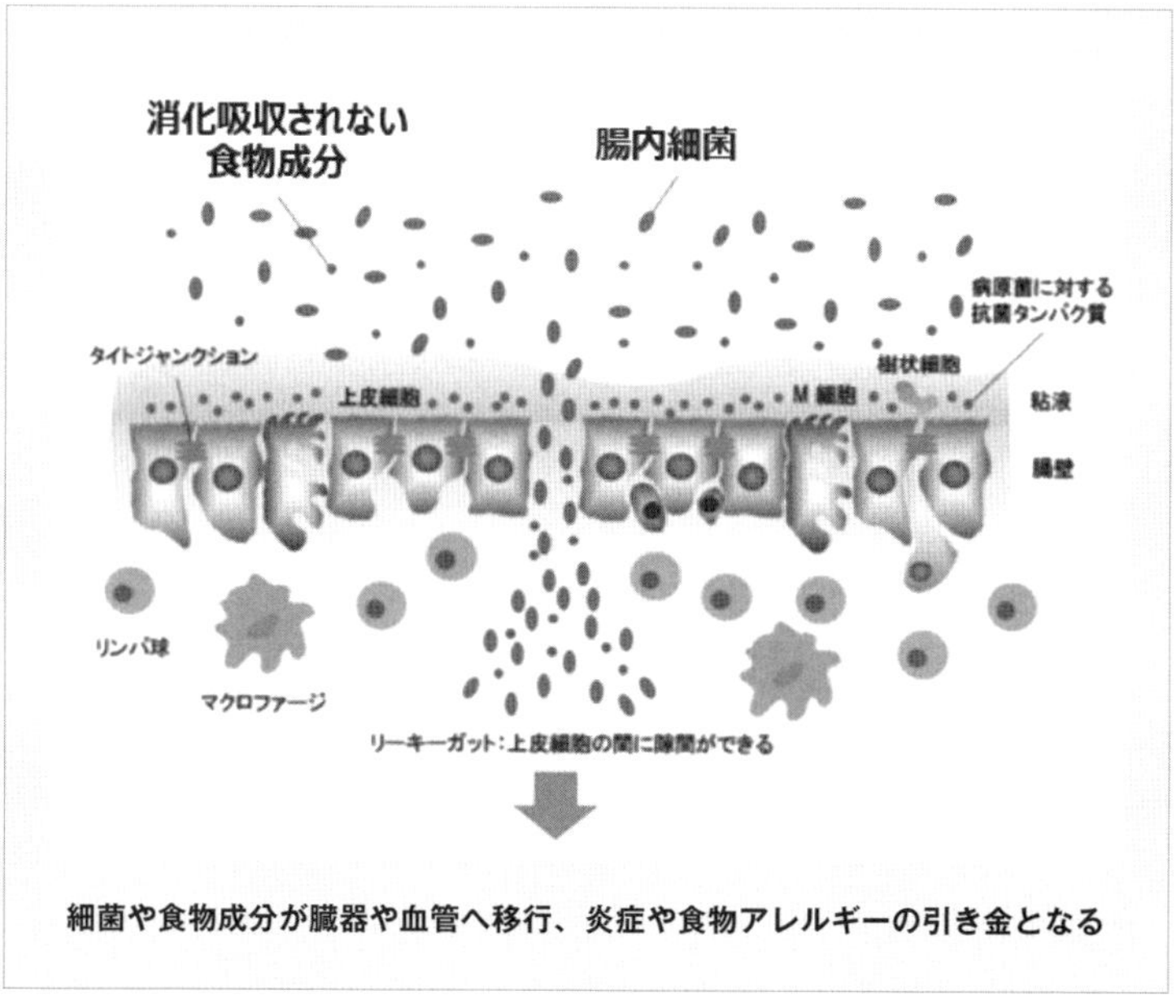

図40　リーキーガット

リーキーガットは腸壁バリアの崩壊

腸の壁に亀裂や穴が生じ、そこから腸内の細菌や毒素などが血液やリンパ液に漏れ出す現象のことをリーキーガットといいます。正常な腸は、体内に摂取した栄養素だけを吸収し、外敵を排除するためのバリア機能を持っていますが、リーキーガットが発生すると、この機能が低下してしまいます。リーキーガットは、食事やストレス、薬の使用、自己免疫疾患、細菌感染など、さまざまな原因によって引き起こされます。

また、リーキーガットが起こると免疫細胞の働きに悪影響が出て、炎症が慢性化したり、アレルギー反応が強くなったりする可能性があります。一部の医療専門家たちは、リーキーガットがさまざまな病気の原因になる可能性があると考えており、特定の食事療法やサプリメントを用いて、リーキーガットを改善することが提案されています。しかし、リーキーガット自体がひとつの疾患として認識されているわけではなく、その正確な治療法や診断方法については、まだ研究が進んでいる段階です。

活性酸素による酸化ストレスが細胞老化のもと

酸化ストレスとは、「酸化反応により引き起こされる生体にとって有害な作用」のことです。ここでいう「酸化」とは、何らかの分子に酸素原子が結合することです。大気には、酸素が約21％含まれています。私たちは呼吸をすることでこの酸素を取り入れ、食品を食べることにより糖質、脂質、タンパク質などの栄養素を体の中に取り込んでいます。取り込んだ栄養素から、私たちの体の働きの元であるエネルギーを作るためには、栄養素を燃やすこと、すなわち酸化が必要なのです。

一方で、酸化は体の中の全体で起こっているため、酸化によって細胞が傷つけられることがあります。これを「酸化ストレス」と呼びます。

もう少し詳しく説明しましょう。体に取り込まれた栄養素の多くは分解され、グルコース（糖の一種）や脂肪酸となり、細胞の中にあるミトコンドリアで酸化されます（酸化的リン酸化反応）。このとき、酸素は他の分子との間で自身が持つ電子を受けわたすことで不安定となり、活性酸素と呼ばれる物質に変わります。活性酸素は、元の物質である酸素よりもずっと、他の分子を酸化する能力が高いという性質を持っています。

活性酸素の多くは、それを除去する酵素や抗酸化剤で消去されます。この仕組みを「酸化ストレスの防御系」と呼びます。しかし、過度の運動や運動不足、偏った食事、喫煙などの不健康な生活習慣、あるいは慢性炎症などによって、活性酸素の生成と消去のバランスが崩れてしまうことがあります。そのとき、酸化ストレスが生じ、老化や老年病の原因となっていると考えられるのです。

私たちは日々の生活で多くの化学物質と接しています。それが体内に入った場合、無害化するためにそれらの物質を分解します。そのときも活性酸素が発生しています。皮膚からは入浴剤や台所洗剤などに使用されている殺菌剤、防腐剤、合成着色料、そして安定剤など、水道水からは塩素などが侵入してきます。また、口からは、農薬、食品添加物、防虫・防カビ、漂白剤、抗生物質、そして医薬品・健康食品が入ってきます。これらを細胞が分解するときに活性酸素を生んでいます。これらが酸化ストレスになっていきます。

化学物質や食品添加物を完全に排除することは難しいですが、少なくすることで老化スピードを遅らせることができると考えられます。

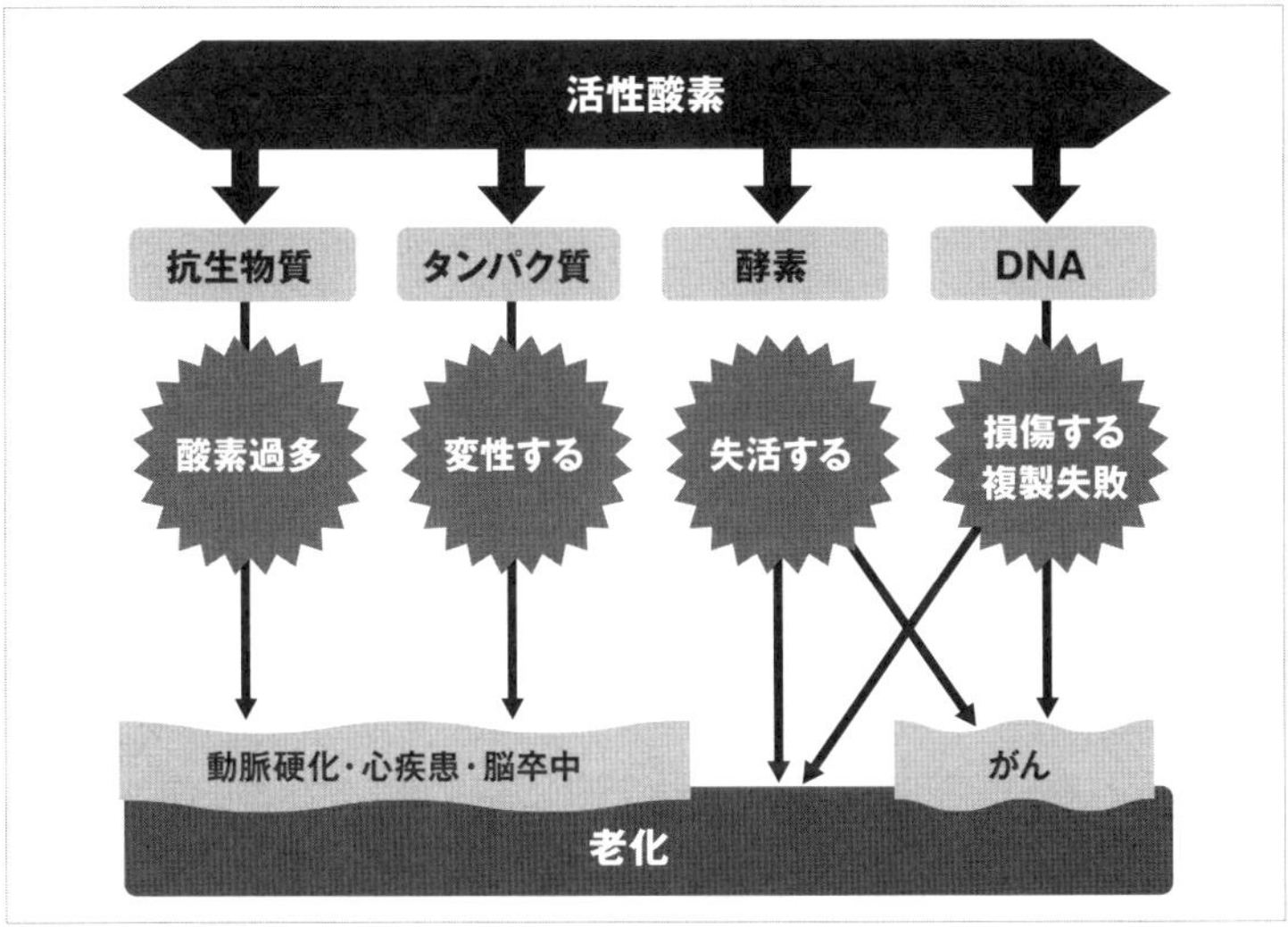

図41　活性酸素と老化

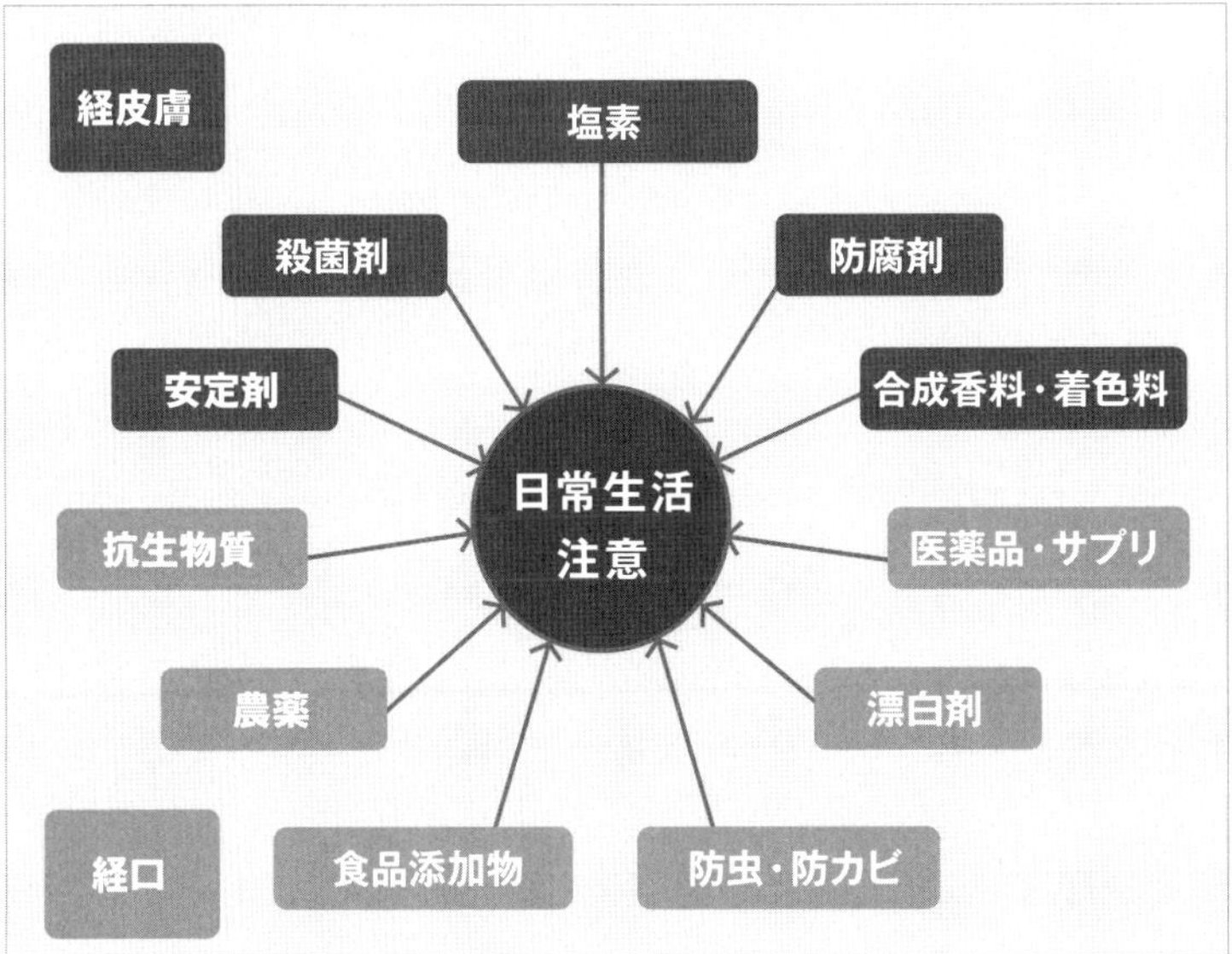

図42　皮膚や口からの化学物質の取り込み

高齢者が病気になるのは免疫が老化するから

免疫システムは、体内に侵入する病原体や異物を検出し、攻撃して排除する役割を果たしています。しかし、年齢の進行とともに免疫システムの一部が変化し、免疫応答の効率が低下する傾向があります。こうした年齢とともに免疫システムが機能低下する現象を「免疫の老化」と呼びます。また、免疫系の機能が低下すると、慢性的な炎症反応が高まることに焦点を当てて「炎症性老化」と呼ぶこともあります。

免疫の老化は、どのように起こるのでしょうか。まず、免疫細胞の数や機能が減少し、免疫応答の効果が低下します。特に、T細胞やB細胞の活性が低下し、感染症に対する抵抗力が弱まることがあります。

また、年齢を重ねると、免疫システムが炎症反応を制

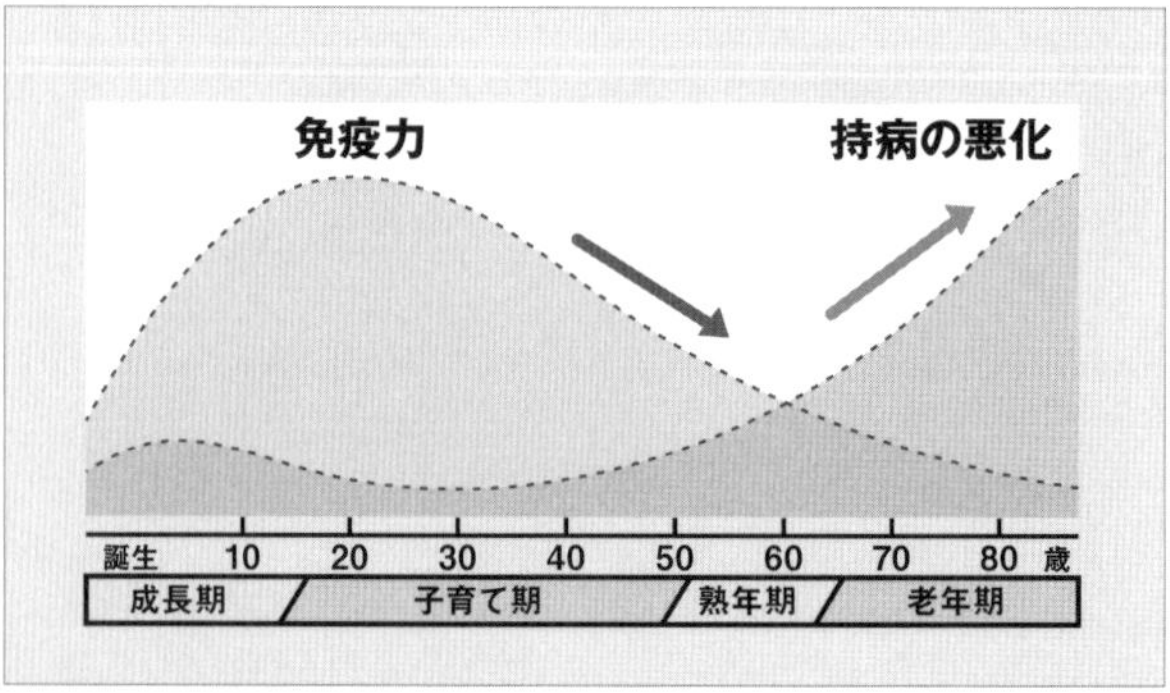

図43　免疫と年齢の関係

御するための調節機能も低下することがあります。免疫システムは、異物や病原体への攻撃だけでなく、自身の組織や細胞への攻撃を防ぐためにも調節されているのですが、その調節する性能が下がるのです。

それにより、体内で低レベルの炎症反応が持続的に生じることがあります。これは体内の免疫応答が正常に調整されていないことを示しています（インフラメーションの増加と呼びます）。

慢性的な炎症が増加することにより、過剰な炎症反応や自己免疫疾患など慢性疾患のリスクが高まる可能性があります。慢性疾患の例として、がん、心血管疾患、糖尿病、関節炎、神経変性疾患などがあげられます。

免疫の老化により、免疫応答が遅れたり、適切に行われなくなったりすることもあります。免疫系の一部の機能が過剰に活性化されることもあり、これらにより、身体は正当な脅威に対する適切な免疫応答を行うのが難しくなります。その結果として感染症への抵抗力を低下させます。ワクチンの効果にも影響を及ぼすことがあります。高齢者は、感染症に対する保護が低下します。そのため、高齢者には定期的なワクチン接種がすすめられます。

高齢者は、免疫システムの変化に伴い、身体的な弱さや脆弱性が増加することがあります(「フレイル」。後に詳述します)。これは、感染症に対するリスクを高める要因のひとつです。

老化による免疫システムの変化は個人差が大きいため、健康状態やライフスタイルが影響を与えていると考えられます。一般的には、20歳前後が最も免疫力のバランスがよい状態ですが、加齢とともにバランスが低下していきます。気づかないうちに体内には慢性炎症状態が生じていて、60歳前後になるとさまざまな慢性疾患が表出するというパターンが珍しくありません。慢性炎症状態は、よくない生活習慣の中で自覚症状がないまま少しずつ蓄積されることが多く、働き盛りのある日突然、重大な疾患となって現れることも多くあり、注意が必要です。

炎症性老化は、長寿命社会において重要な健康課題であり、研究が進行中です。将来的には、このプロセスを理解し、健康寿命を延ばすための介入策を開発するのに役立つかもしれません。

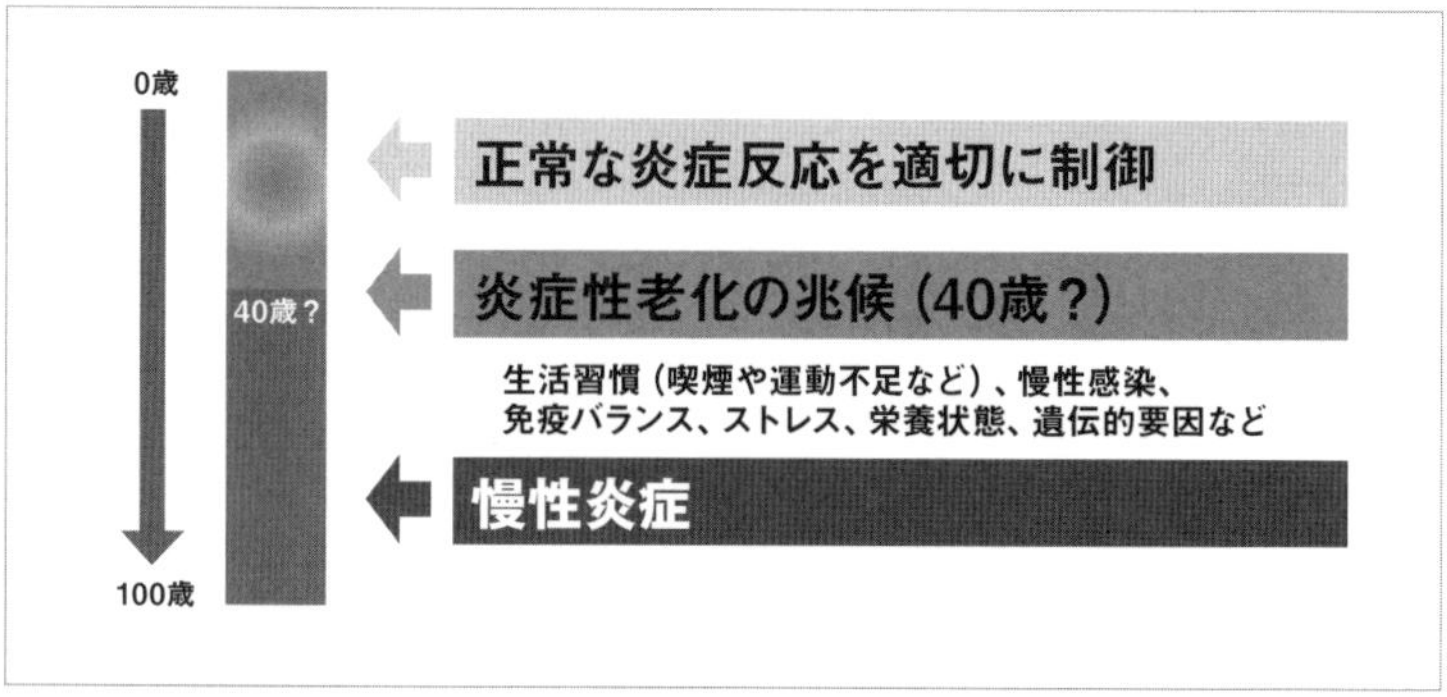

図44　炎症性の老化

年齢に合わせた健康管理のアドバイス

年齢に合わせた健康管理は、健康と幸福を維持するために非常に重要です。以下に、異なる年齢層に対する健康管理のアドバイスを提供します。ただし、個々の健康状態やライフスタイルに合わせて実行することが重要です。

いずれの年齢層にも共通して、禁煙や適度なアルコール摂取、適切な水分摂取、ストレス管理、予防接種を受けることなどが健康に良い習慣です。また、個々の健康状態に応じて医師や専門家との相談も大切です。健康管理は一生涯の取り組みであり、予防と早期対応が健康長寿の鍵となります。

●若い年齢層（10代から20代）

・**健康な食事**　栄養バランスの取れた食事を摂りましょう。果物、野菜、穀物、タンパク質をバランスよく摂取し、加工食品や糖分を控えましょう。

・**運動**　毎日運動する習慣を身につけましょう。有酸素運動と筋力トレーニングを組み合わせることが理想です。

・**睡眠**　十分な睡眠を確保し、規則的な睡眠サイクルを保ちましょう。

・**ストレス管理**　ストレスを軽減する方法を見つけましょう。リラクゼーションや趣味の活動が役立つことがあります。

●中年層（30代から50代）

・**健康診断**　定期的な健康診断を受け、潜在的な健康問題を早期に発見しましょう。

・**食事管理**　カロリー摂取を調整し、食事の質を高めて、体重を管理しましょう。

・**運動**　適切な運動を継続し、筋力や柔軟性を維持しましょう。

・**ストレス管理**　仕事と家庭のバランスを取り、ストレスを管理する方法を見つけましょう。

●高齢層（60代以降）

・**健康管理**　慢性疾患の管理を重視し、医師の指導に従いましょう。

・**適度な運動**　適度な運動を続けて筋力とバランスを維持し、転倒を予防しましょう。

・**栄養**　カルシウムとビタミンDを含む栄養素を十分に摂取し、骨密度を維持しましょう。

・**社会的活動**　社会的なつながりを維持し、心身の健康にプラスの影響を与えましょう。

高齢者はメタボよりフレイル対策を

近年「フレイル（虚弱）」という言葉がよく使われるようになりました。フレイルは、「加齢により心身が老い衰えた状態」のことで、健康な状態と日常生活でサポートが必要な介護状態の中間を意味します。健康に戻れるか、介護・寝たきりへと進んでしまうのかの分岐点ということもできます。

フレイルには3大要素があるとされています。

① 身体的なフレイル

栄養が足りておらず、筋肉が少なくなった状態。足腰の筋力が衰えて、立ったり歩いたりするのがつらい状態で、転倒を繰り返すこともあります。食べ物を飲み込みにくくなったり（嚥下障害）、ものを食べづらくなったり（摂食障害）すると、一気に身体的に弱くなります。

② 精神的なフレイル

認知機能、意欲、判断力などが低下したり、軽度のうつ症状になったりする状態。

③ 社会的なフレイル

人との関わりがなくなって、閉じこもりがちになり、孤独感が深まるような状態。このような要素が重なりあうと、自立して生活する力が下がってフレイルの状態が加速してしまいます。

では、具体的にどのような状態になったらフレイルと判定できるのでしょうか。フレイルの基準は複数ありますが、一般にはリンダ・フリード氏が提唱した次の基準が用いられることが多いようです。

①体重減少　意図しない年間4・5キログラムまたは5％以上の体重減少
②疲れやすい　何をするのも面倒だと、週3〜4日以上感じる
③歩行速度の低下
④握力の低下
⑤身体活動量の低下

ここでもっとも注目したいのが①体重減少です。中年期まで成人病対策や、メタボリックシンドローム対策として、肉類や炭水化物を制限し、体重を減らすことが健康だという意識でいる人も多いのですが、高齢になってからは意識して体重、特に筋肉量を増やすことに意識を転換する必要があります。

フレイルは急性のけがや病気による入退院をきっかけとするケースなどもありますが、多くは生活環境の変化などにより、少しずつ進んでいきます。その主な原因として次のようなものがあげられます。

①加齢に伴う活動量の低下と社会交流機会の減少
②身体機能の低下（歩行スピードの低下）
③筋力の低下
④認知機能の低下
⑤易疲労性や活力の低下
⑥慢性的な管理が必要な疾患（呼吸器病、心血管疾患、抑うつ症状、貧血）
⑦体重減少
⑧低栄養
⑨収入・教育歴・家族構成など

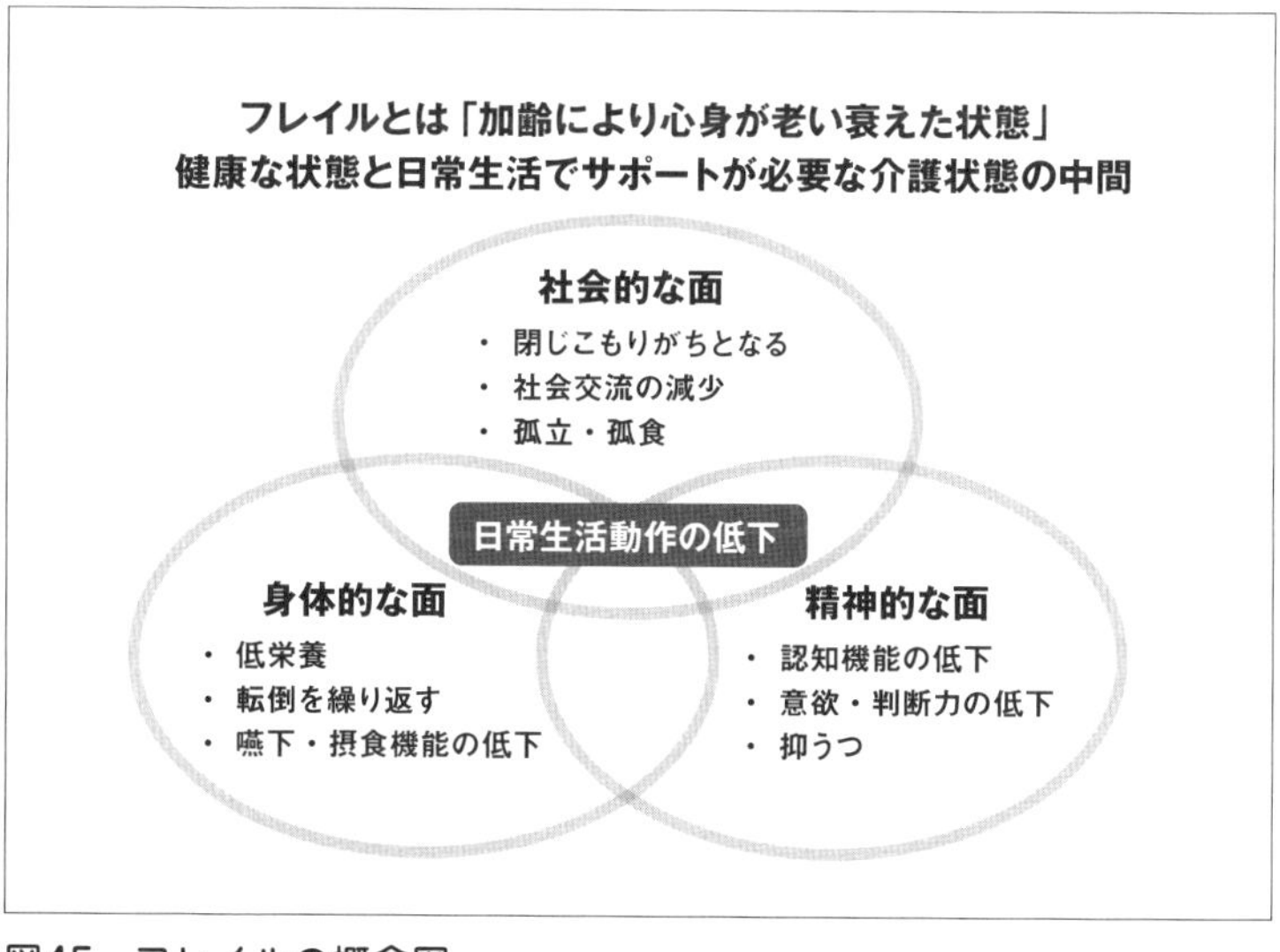

フレイルとは「加齢により心身が老い衰えた状態」
健康な状態と日常生活でサポートが必要な介護状態の中間
社会的な面
・閉じこもりがちとなる
・社会交流の減少
・孤立・孤食
日常生活動作の低下
身体的な面
・低栄養
・転倒を繰り返す
・嚥下・摂食機能の低下
精神的な面
・認知機能の低下
・意欲・判断力の低下
・抑うつ

図45　フレイルの概念図

フレイル予防は健康長寿の最後の決め手

高齢期を迎えるにあたり、いかにフレイルを予防するかを考えることは健康長寿を実現するために非常に重要です。以下にフレイル予防のポイントを列挙します。

① 運動で体力を維持する

フレイル予防の最重要点は、筋肉量を減らさないことです。運動によって筋肉を積極的に使い、むしろ筋肉量を増やすことを目標にしましょう。といっても、無理は禁物です。けがをしてしまっては、まったくの逆効果ですので慎重さも重要です。基本は歩くこと。楽しんでウォーキングに取り組みましょう。意識して動かすことで何歳からでも筋力アップは可能です。

② 栄養状態を良好に保つ

バランスよくいろいろな食品を食べるのは基本中の基

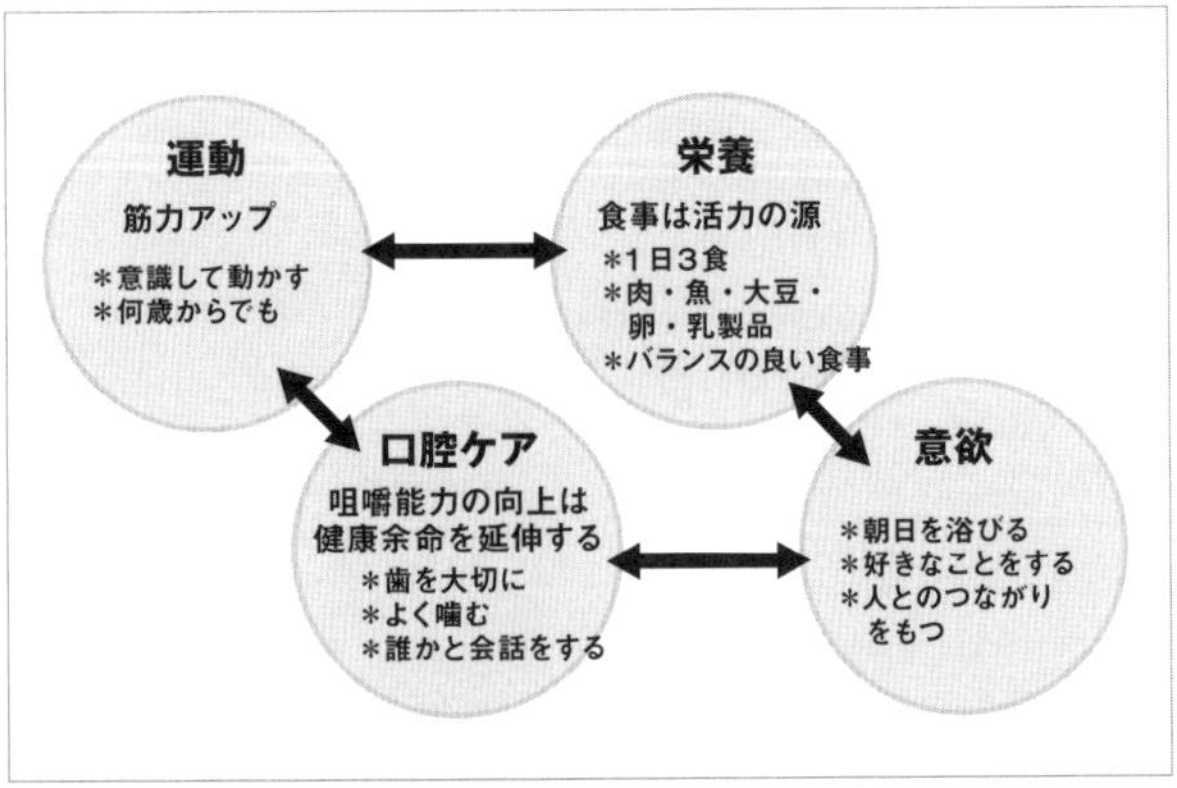

図46　健康長寿のためのフレイル予防

本。なかでも意識して積極的に摂るべき栄養素は、筋肉を作る材料「タンパク質」です。肉、魚、大豆、卵、乳製品に多く含まれています。

1日3食、生活のリズムを保って食事することが大切です。1回の食事で十分な量が食べられない場合は、間食もOK。ヨーグルト、魚肉ソーセージ、かまぼこ、サラダチキン、小豆（和菓子）などがおすすめです。

③ 社会と交流する

孤立すると意欲が低下し、精神的に何もやりたくなってしまいます。常に誰かと会話ができるように、ボランティア活動をするなど社会参加をする機会を作り、人との交流を保ちましょう。

もしも、孤立が避けられないとしても、毎日朝日を浴びて、好きなことをして、意欲的に毎日を過ごせるようにしましょう。

④ 口腔ケアをする

栄養をとったり、呼吸をしたり、コミュニケーションを取ったり、口には大事な働きがあります。口腔の体操を取り入れ、舌、くちびる、ほお、のどの筋肉を意識して鍛えることで、飲み込み機能の維持・向上をはかり、むせ・誤嚥を防ぎましょう。

肉など噛みごたえのある食品を食べるには、歯や歯茎の健康も重要です。

アルツハイマー病を止めるレカネマブ

認知症は、脳の機能が進行的に障害される病気の総称です。認知症は、思考、判断、記憶、言語、計画立案、問題解決などの認知機能に影響を与えることが特徴です。この病気は、日常生活や社会的な相互作用に重大な影響を及ぼすことがあります。

認知症はさまざまな原因によって引き起こされることがあり、最も一般的な原因のひとつはアルツハイマー病（67・6％）です。

ほかにも、脳血管疾患（19・5％）、レビー小体型認知症（4・3％）、前頭側頭葉変性症、パーキンソン病など、さまざまな病態が認知症の原因となり得ます。

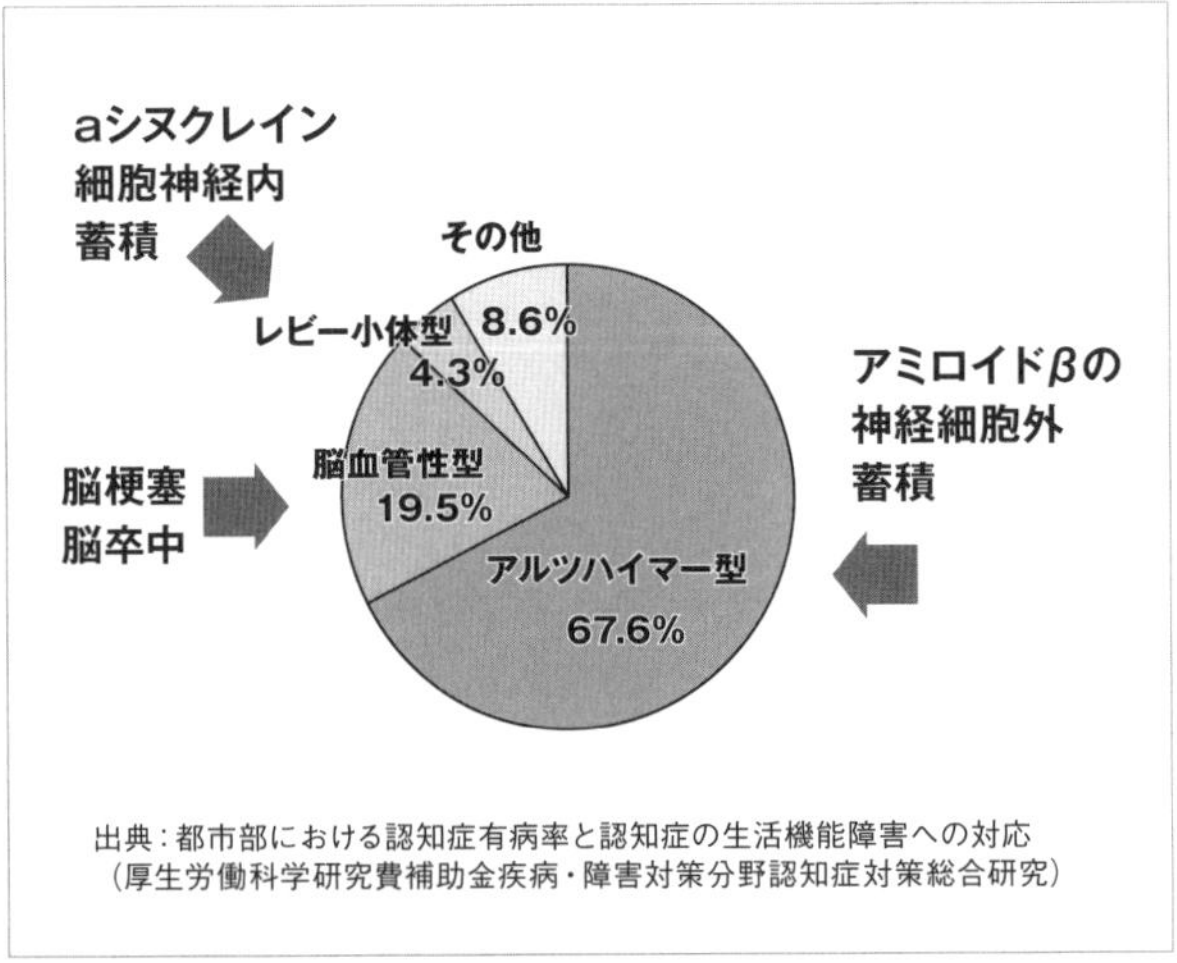

出典：都市部における認知症有病率と認知症の生活機能障害への対応
（厚生労働科学研究費補助金疾病・障害対策分野認知症対策総合研究）

図47　認知症の種類別割合

新薬であるレカネマブ（アミロイドβに対する抗体）は、アルツハイマー病の患者の脳にたまる「アミロイドβ」という異常なタンパク質を取り除くことができ、症状の進行を抑えることが期待されています。

米食品医薬品局（ＦＤＡ）は２０２３年７月６日、日本の製薬大手エーザイと米製薬企業バイオジェンが共同開発したアルツハイマー病の新薬「レカネマブ」を正式承認しました。米国内で高齢者向け公的医療保険の適用になり、本格的に普及するとみられています。

厚生労働省は日本とアメリカの製薬会社が共同で開発したアルツハイマー病の原因物質に直接働きかける新薬について、２０２３年９月25日に正式に承認しました。そして、２０２３年12月20日に発売されました。

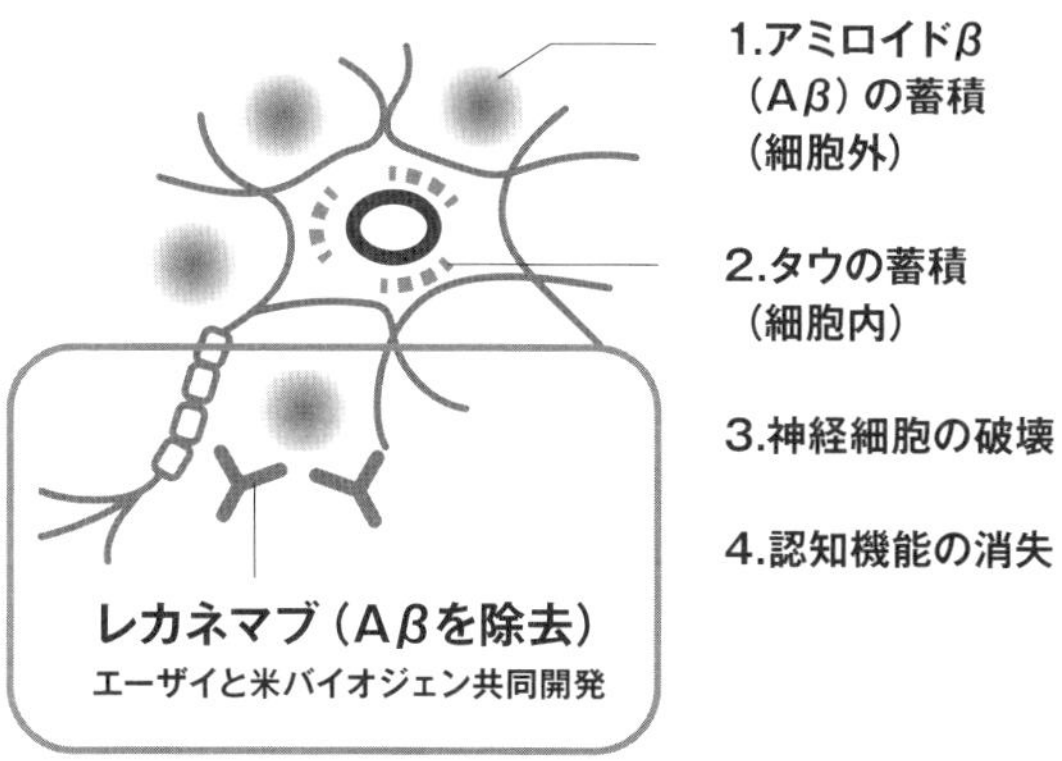

図48　アミロイドβと認知症

アルツハイマー病の原因は歯周病？

アルツハイマー病と歯周病菌との関係も明らかにされてきています。高齢マウスに歯周病菌を3週間連続投与することによりアミロイドβは10倍に増加し、さらに、記憶力も低下したいわゆるアルツハイマー型認知症のような病態になったことが報告されています。

50代の男性で約70%、そして、女性で約60%が歯周病になっていますので、健康寿命を延ばすためには口腔内の菌のケアは非常に大切です。

従来、アルツハイマー型認知症をはじめとする認知症の原因は、脳内の異常であると考えられていましたが、歯周病菌による慢性炎症が原因で炎症性のサイトカインが体内や脳内でアミロイドβを増加させ、その結果として脳内のアミロイドβの処理ができなくなりアルツハイマー型認知症になっているケースもあると考えられます。

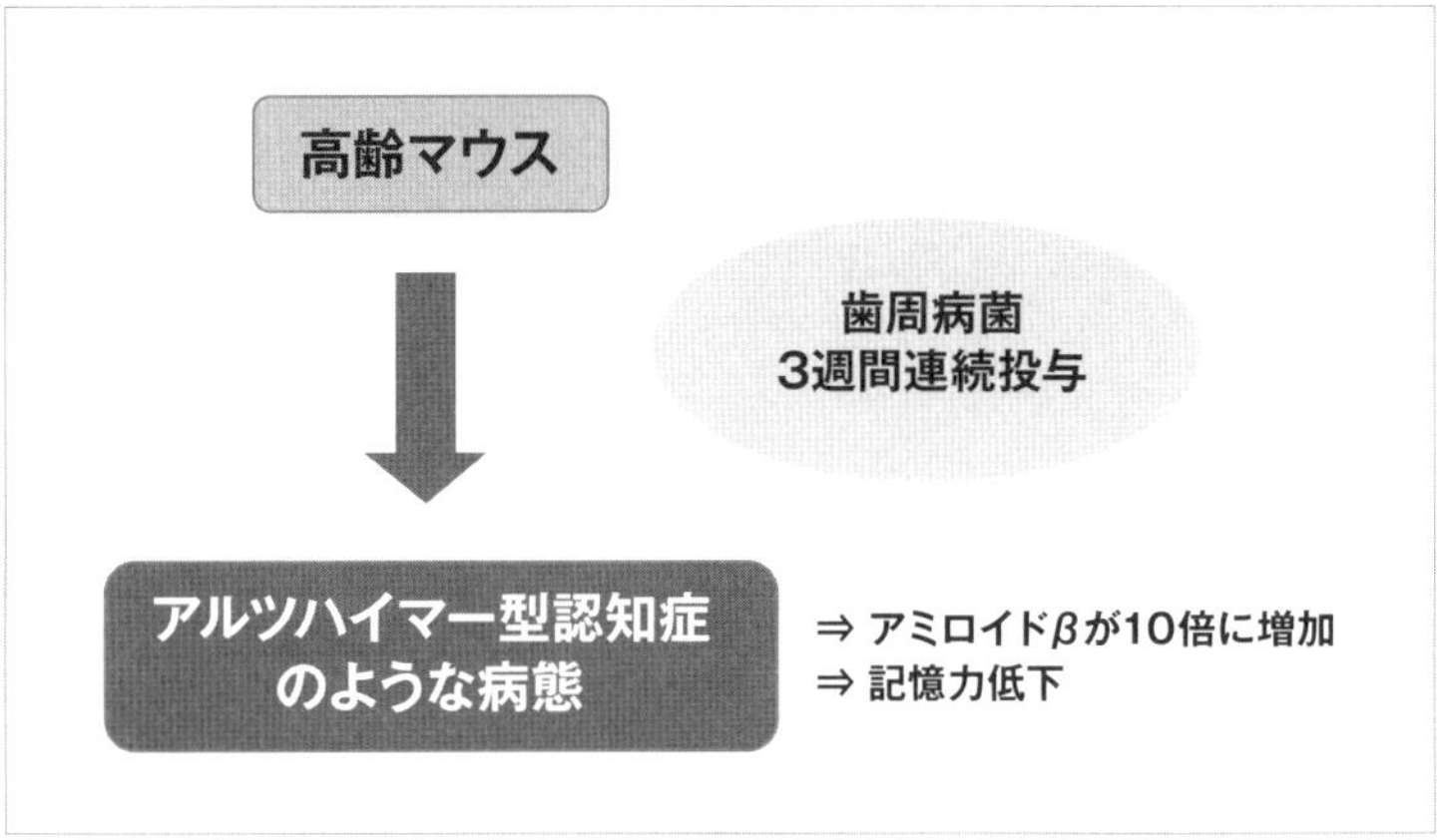

図49　歯周病と認知症

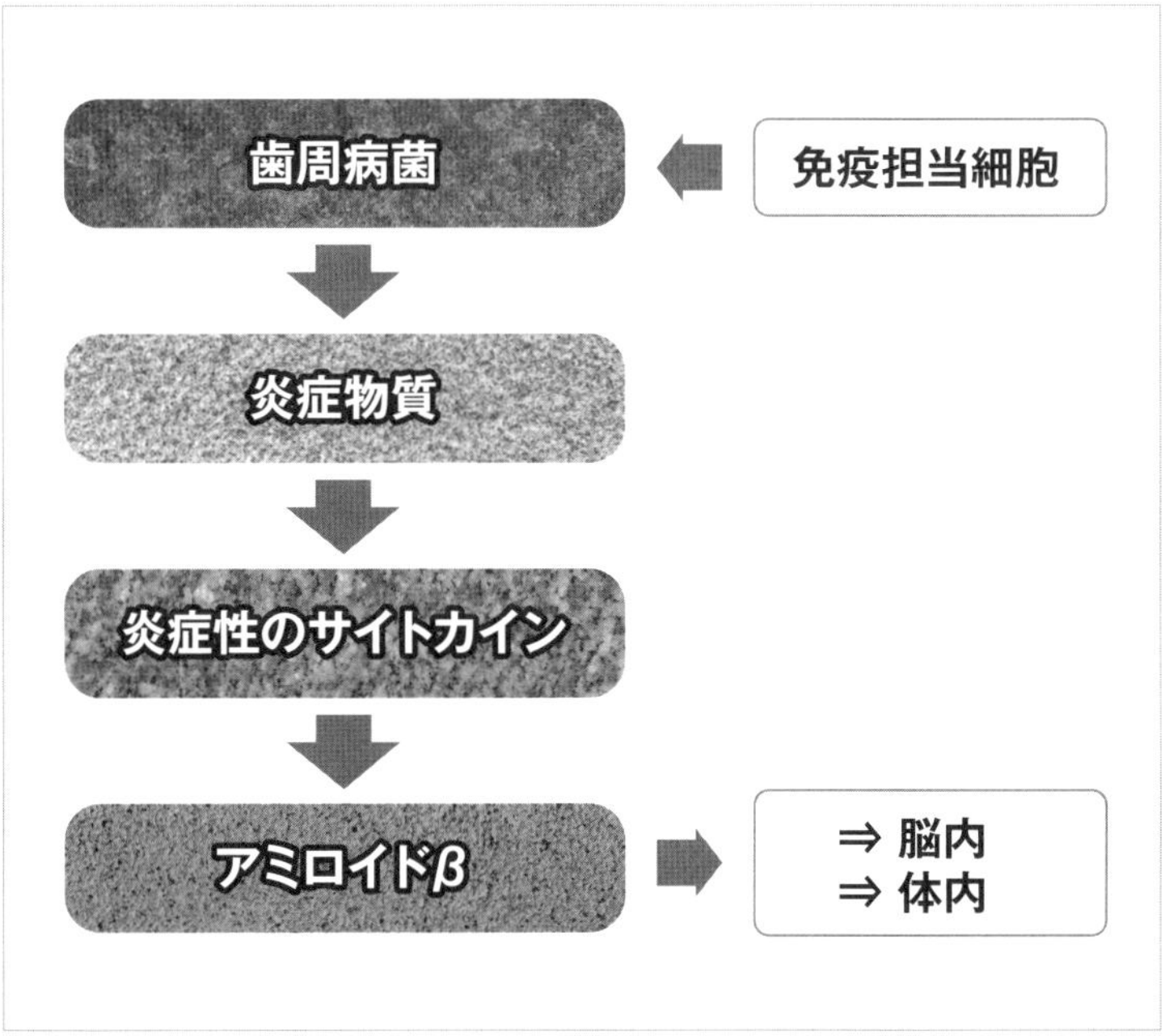

図50　炎症と認知症

脳内でも免疫細胞が働いていた

脳血管疾患は大きく3つに分類されます。**①脳梗塞**、**②脳出血**、**③くも膜下出血**です。

①　脳梗塞

脳の一部が血流不足によって損傷を受ける状態を指します。脳梗塞は脳の血管に血栓または塞栓が詰まることによって引き起こされます。脳には酸素や栄養を供給するための血液が必要であり、血流が途絶えると脳細胞が酸素不足になり、数分以内に死滅することがあります。

②　脳出血

脳出血は、脳の血管が破裂し、血液が脳の組織に漏れ出る状態です。脳出血は大脳卒中とは異なり、出血が原因で脳細胞が損傷します。

③　くも膜下出血

脳のくも膜と呼ばれる薄い膜の下に出血が生じる状態です。くも膜下出血は通常、脳動脈瘤（脳動脈の異常な拡張）の破裂によって引き起こされます。頭痛、意識障害、嘔吐などが一般的な症状です。

まだまだ研究中の領域ですが、脳梗塞が悪化したり、収束したりする過程で、免疫が重要な役割を果たしていることがわかりました。

将来的には、脳という謎の多い組織の中で、免疫細胞がどのように働いているかが解明され、新しい脳血管疾患の治療方法が開発されるかもしれません。

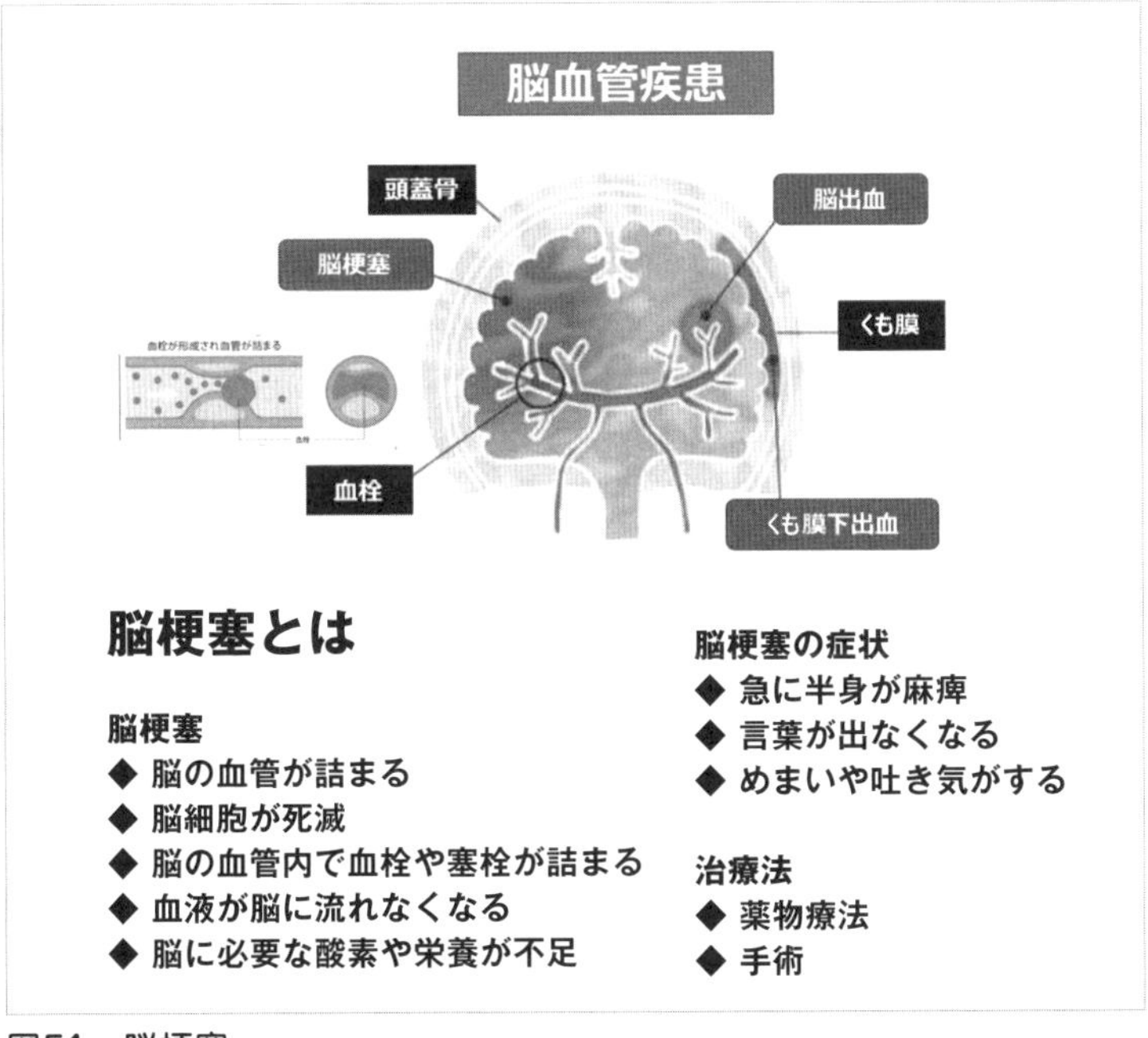
脳血管疾患
頭蓋骨
脳出血
脳梗塞
くも膜
血栓が形成され血管が詰まる
血栓
くも膜下出血
脳梗塞とは
脳梗塞
◆ 脳の血管が詰まる
◆ 脳細胞が死滅
◆ 脳の血管内で血栓や塞栓が詰まる
◆ 血液が脳に流れなくなる
◆ 脳に必要な酸素や栄養が不足
脳梗塞の症状
◆ 急に半身が麻痺
◆ 言葉が出なくなる
◆ めまいや吐き気がする
治療法
◆ 薬物療法
◆ 手術

図51　脳梗塞

おわりに

老化を軽減し健康寿命を長くする11のポイント

最後までお読みいただきありがとうございます。老化は避けられないプロセスですが、健康な生活習慣と科学の進歩により、その影響を軽減することが可能だとご理解いただけたと思います。

最後にもう一度、11のポイントとしてまとめます。

①バランスの取れた食事を摂り、新鮮な果物、野菜、全粒穀物、健康な脂肪を含む食品を重点的に食べましょう。抗酸化物質や抗炎症物質を多く含む食品も摂取します。

②定期的な運動は筋力や体力を維持し、老化の進行を遅らせるのに役立ちます。有酸素運動と筋力トレーニングを組み合わせることが効果的です。

③ストレスは老化の進行を促進する要因のひとつです。リラクゼーションテクニック、

瞑想、ヨガなどを活用してストレスを軽減しましょう。

④質の高い睡眠を確保し、毎晩6~8時間の睡眠を目指します。睡眠不足は老化の進行を早める可能性があります。

⑤血流量を上げ、冷え性にならないようにし、代謝や免疫をあげていきましょう。

⑥タバコは老化を促進し、健康に多くの害をもたらします。禁煙をおすすめします。

⑦過度なアルコール摂取は健康に害を及ぼすことがあるため、適量を守りましょう。

⑧環境への配慮:環境汚染や有害な化学物質から身を守り、清潔で健康的な環境を維持します。

⑨社会的つながり:友人や家族との交流を大切にし、孤立感を軽減します。社会的なサポートは健康に良い影響を与えます。

⑩健康診断:定期的な健康診断を受け、潜在的な健康問題を早期に発見しましょう。

⑪最新の医学的アプローチ:医学の進歩を活用して、老化に関連する疾患の早期診断と治療を受けましょう。

老化を軽減し、健康寿命を延ばすためには、総合的なアプローチが重要です。皆さんの生活に合わせて実行していただけると幸いです。

最後に、この本を出版するにあたり、多くのアドバイスを頂き、さらに多大な協力をいただきました加藤亮二教授、亀子文子先生、そして、草野妃里様に心よりお礼申し上げます。さらに、いろいろとコーディネートしてくださった冨田三起男様、出版元の岩尾雅彦様そして中野賢也様ほか多くの方々に心よりお礼申し上げます。

２０２４年2月吉日　　飯沼　一茂

主な参考文献

1. 免疫生物学（原書第7版）　笹月健彦（監訳）（南江堂　２０１０年）
2. 新しい自然免疫学　坂野上淳　（技術評論社　２０１０年）
3. 体温免疫力　安保徹（ナツメ社　２００４年）
4. ミトコンドリアのちから　瀬名秀明、太田成男（新潮文庫　２００７年）
5. がんが自然に治る生き方　ケリー・ターナー／長田美穂（翻訳）（プレジデント社　２０１４年）
6. 総説　医療を変える新しい免疫　飯沼一茂（日本アンチエイジング歯科学会誌　ｐ５６－６２，Vol. 8, ２０１５年）
7. 新しい免疫入門　自然免疫から自然炎症まで　審良静男、黒崎知博（講談社　２０１４年）
8. スタンフォード式　最高の睡眠　西野精治（サンマーク出版　２０１７年）
9. 生涯頼れる免疫力をつけるには　飯沼一茂（婦人公論の本 Vol.11. ｐ６－１１／中央公論新社　２０１８年）
10. それでは実際、なにをやれば免疫力があがるの？　飯沼一茂（ワニブックス　２０１７年）
11. 重炭酸温浴はなぜ身体にいいのか　斎藤一郎（アーク出版　２０２０年）
12. 免疫力を高めるのは、どっち？　飯沼一茂（PHP からだスマイル 3月号第1特集ｐ２２－２７／ PHP 研究所　２０２０年）
13. 免疫力が上がるのはどっち！？　飯沼一茂（PHP からだスマイル 1月増刊号　特別企画ｐ２４－２９／ PHP 研究所　２０１８年）
14. NHK スペシャル人体　神秘の巨大ネットワーク第３巻　NHK スペシャル　人体　取材班（編集）（東京書籍　２０１８年）
15. エッセンシャル免疫学　笹月健彦（監訳）（メディカル・サイエンス・インターナショナル　２００７年）
16. 体内の「炎症」を抑えると、病気にならない！　池谷敏郎（三笠書房　２０１７年）
17. 「うつ」は炎症で起きる　エドワード・ブルモア／藤井良江（翻訳）（草思社　２０１９年）
18. 免疫と「病」の科学　万病のもと「慢性炎症」とは何か　宮坂昌之、定岡恵（講談社　２０１８年）
19. 免疫力徹底研究　喜田宏（NPO 法人　先端医療をささえる会　２０１５年）
20. ガン、最後の選択　黒酵母βグルカン　上野紘郁（監修）（リヨン社　２００４年）
21. ＬＩＦＥＳＰＡＮ　誰もが人生１２０年時代を若く生きられる！　デビッド・Ａ・シンクレア／梶山あゆみ（訳）（東洋経済新報社　２０２０年）
22. 寄生虫なき病　モイセズ・ベラスケス - マノフ　赤根洋子（訳）／福岡伸一（解説）（文藝春秋　２０１４年）
23. 土と内臓　Ｄ・モンゴメリー　片岡夏実（訳）（築地書館　２０１６年）
24. ＮＯと医学　一酸化窒素の生理作用と薬理作用　大柳善彦（共立出版　１９９３年）
25. 免疫力をあなどるな！　矢﨑雄一郎（サンマーク出版　２０１４年）

26. 炎症は万病の元　金子義保（中央公論新社　2012年）
27.「不老」の免疫学　藤田紘一郎（講談社　2008年）
28. 免疫の守護者　制御性T細胞とはなにか　坂口志文（講談社　2020年）
29. 人の健康は腸内細菌で決まる！　光岡知足（技術評論社　2011年）
30. 心と身体を変える【底力】は【腸】にある　腸脳力　長沼敬憲
（BABジャパン　2011年）
31. 食と栄養の大百科「増補第2版」別冊Newton
（ニュートンプレス　2021年）
32. 腸内革命　「腸は、第二の脳である」　藤田紘一郎（海竜社　2011年）
33. 免疫が挑むがんと難病　岸本忠三（講談社　2016年）
34. 人の寿命は「肌」でわかる、「腸」で決まる　荒浪暁彦
（ワニブックス　2015年）
35. 体温を上げると健康になる　斎藤真嗣（サンマーク出版　2009年）
36. 驚異の腸内フローラ　田中保郎（ぶんか社　2015年）
37.「体を温める」と病気は必ず治る　石原結實（三笠書房　2003年）
38. AGELESS「老いない」科学の最前線
アンドリュー・スティール／田中的（翻訳）（News Picks 2022年）
39. なぜか「いいこと」が起こる人の小さな習慣「感染しやすい人としにくい人の最初の分岐点は粘膜免疫の分泌量にある」
飯沼一茂（PHP Business THE21, p57－p60　PHP研究所　2023年）
40. 免疫学「わたしの体」をまもる仕組み　田中稔之（じほう　2016年）
41. 免疫、その驚異のメカニズム　谷口克（ウェッジ　2000年）
42. 健康長寿のための食生活　腸内細菌と機能性食品　光岡知足
（岩波アクティブ新書　2002年）
43. 幸せの遺伝子　村上和雄（育鵬社　2011年）
44. すべての臨床医が知っておきたい腸内細菌叢　内藤裕二
（羊土社　2021年）
45. 自律神経免疫療法　免疫療法と食事療法　福田稔（三和書籍　2011年）
46. 眠れなくなるほど面白い免疫力の話　石原新菜（日本文芸社　2020年）
47. 酪酸菌を増やせば健康・長寿になれる　内藤裕二（あさ出版　2022年）
48. 老化と寿命「とし」をとらない秘訣とその実践　三石巌
（太平出版社　1991年）
49. 腸をダメにする習慣、鍛える習慣　藤田紘一郎
（ワニブックスPLUS新書　2013年）
50. 免疫学の基本がわかる事典　鈴木隆二（西東社　2015年）
51. 免疫力で理想の生き方・死に方が実現する　安保徹（さくら舎　2013年）
52. INFLAMMAGING　Dr. Mark Luckie（Mark Luckie　2023年）
53. BLUE ZONES　Dan Buettner（祥伝社　2022年）
54. 病気を治す感情コントロール術　樺沢紫苑（あさ出版　2021年）
55. 精神科医が見つけた3つの幸福　樺沢紫苑（飛鳥新社　2021年）

著者紹介

飯沼一茂　いいぬまかずしげ

医学博士　純真学園大学客員教授
日本機能性免疫力研究所 代表

1948年生まれ
1971年　立教大学理学部化学科卒業
1971年　ダイナボットRI研究所（現アボットジャパン）入社
1987年　大阪大学医学部老年病医学講座にて医学博士取得
1995年　米国アボットラボラトリーズ　リサーチフェロー
2008年　アボットジャパン上級顧問
2010年　国立国際医療研究センター・肝炎免疫研究センター客員研究員
2012年　純真学園大学客員教授
その他、各社、一般社団法人の理事

ホルモン、腫瘍マーカー、感染症マーカーの測定法の開発に多く携わる。特に、C型肝炎マーカーの開発によりC型肝炎の輸血による感染を撲滅し、世界的な評価を得た。その他、HIVマーカーの測定法開発やエイズ撲滅のボランティア活動を積極的に行っている。
著書に『それでは実際、なにをやれば免疫力があがるの？』（ワニブックス）など。

推薦者紹介

加藤亮二　かとうりょうじ（1947年生まれ）

香川県立保健医療大学　名誉教授

専門　・免疫学
　　　・機能性食品学（保健機能食品学）
学歴　・香川大学卒業
　　　・秋田大学　医学博士取得
　　　・英国ウエールズ大学医学部留学
　　　・オーストラリア国立カーテイン大学留学
職歴　・信州大学　助教授
　　　・香川県立保健医療大学　教授（名誉教授）
　　　・純真学園大学　教授（副学長）
　　　・一般社団法人　日本食品安全協会副理事長
書籍　・免疫検査学（医歯薬出版）
（著書）・免疫検査学実習書　（医歯薬出版）
　　　・機能性食品学（日本食品安全協会）
　　　・健康食品学（日本食品安全協会）
　　　・食の機能と健康の科学（日本食品安全協会）　他

免疫アップの最強セットリスト
～自分で選ぶ健康寿命の延ばし方～

著者　**飯沼一茂**（いいぬま かずしげ）

令和6年3月15日　初版発行
令和6年4月25日　2版発行

装　　丁　村田江美（mint design）
校　　正　株式会社東京出版サービスセンター
協　　力　菅野徹
イラスト　HIRO
編　　集　中野賢也（ワニブックス）

発 行 者　横内正昭
編 集 人　岩尾雅彦
発 行 所　株式会社ワニブックス
〒150-8482　東京都渋谷区恵比寿4-4-9えびす大黒ビル
ワニブックスHP　http://www.wani.co.jp/
（お問い合わせはメールで受け付けております。
HPより「お問い合わせ」へお進みください）
※内容によりましてはお答えできない場合がございます。

印 刷 所　株式会社 美松堂
製 本 所　ナショナル製本

ISBN 978-4-8470-7414-1